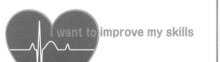
I want to improve my skills

ナースのためのスキルアップノート

看護の現場ですぐに役立つ

リハビリ看護の基本

患者さんに寄り添った自立支援のスキルが身に付く！

リハビリテーションチーム医療研究会 著

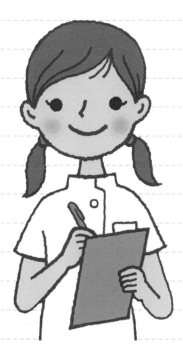

秀和システム

はじめに

　現在、わが国のリハビリ看護は、一般病棟の看護師が行う急性期リハビリと、看護病棟の看護師が行う回復期リハビリの2つに大きく分けることができます。

　一般病棟は、病気やケガを負った直後の救急医療や専門医療を行う急性期病棟であり、その治療の一環としてのリハビリが行われます。

　一方、看護病棟は急性期病棟での治療を受けた方が、早期の段階で日常生活活動の向上と社会復帰を目的としたリハビリを集中的に行う回復期病棟です。すなわちリハビリ看護は、受傷によって失われた機能の回復と日常動作訓練の2つに大きく分けることができます。

　急性期のリハビリ看護があくまで治療の一環であり、その時期のリハビリは回復期に向けての土台作りであるとしても、また、回復期のリハビリ看護は日常生活に関わる機能回復がメインだとしても、リハビリ医療の最終的な目的は、「疾病やケガによって失われた機能をできる限り回復させ、受傷前のその人らしい生活が送れるよう支援すること」といってもいいでしょう。

　また、リハビリ医療は医師と看護師だけで行えるものではありません。医療機関では、リハビリ専門の療法士やソーシャルワーカー、栄養士など多くの専門家が1つのチームとして共同で進めなければなりません。退院後においても、ご家族、地域医療との協力があって初めてリハビリの効果に結びつくものです。

　本書では、こうしたリハビリのチームワークの視点でリハビリ看護をとらえ直し、看護師が療法士さんや介護士さんなどの専門的なスキルを参考にして、自身のリハビリ看護のスキルを高めると同時に、患者さんが自立できることの喜びが味わえる支援をしていただけたらと願っております。

2020年8月

看護の現場ですぐに役立つ
リハビリ看護の基本

chapter
1 リハビリ看護の基礎知識

chapter
2 脳血管・中枢神経系疾患とリハビリ

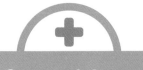

本書の使い方

　本書はchapter1からchapter5までで構成されています。

　リハビリ看護の対象となる疾患の原因、症状、検査、治療といった基礎知識から、リハビリが開始される術後の急性期、そのあとの回復期、退院に向けての維持期までに実施されるリハビリ内容を時系列に沿ってまとめ、網羅しています。

　基本から学びたい人は最初から、ある項目だけ知りたい人は途中から、というように読む人に合わせてどこから読んでも知りたい情報が得られます。それぞれの項目でポイントを絞って解説してありますので、必要なところ、好きなところから読んでください。

　リハビリ看護では幅広い疾患への対応が求められます。本書では、これらの疾患をリハビリの視点から横断的にまとめてありますので、疾患とリハビリの対応が一目でわかります。

　心身ともに患者さんをリハビリケアしていけるように、リハビリ看護の正しい知識を一緒に身につけていきましょう。

chapter1　リハビリ看護の基礎知識

　リハビリという言葉は、多くの場面で使用されていて、その意味は使用する人によって様々です。ここでは、医療分野の中で1つの分野として注目を集めているリハビリ看護の内容について説明します。

chapter2　脳血管・中枢神経系疾患とリハビリ

　脳に関係する疾患に脳血管疾患と中枢神経系疾患があります。これらに共通する症状として麻痺や運動機能障害が挙げられます。リハビリにおいてもこれら症状の軽減と、後遺症の予防が重要視されています。

chapter3　呼吸器・循環器系疾患とリハビリ

　呼吸器・循環器系疾患の場合は、リハビリを行う前に、検査を実施したうえで医師の判断が必要です。個々の臓器のリハビリよりも全身的に広く包括的に行うことが効果的です。

chapter4　骨・関節障害とリハビリ

　骨・関節障害のリハビリでは、炎症の強いときは痛みのコントロールと局所の安静に注意します。急性期を経て症状が安定している時期には、関節の動きや筋力を回復させるリハビリテーションを行います。

chapter5　日常生活活動のリハビリ

　リハビリの大きな目的は、受傷前にできていた機能の回復を目指すことです。日常生活活動のリハビリでも、できる限り患者さんが自立して行えるための支援を行います。

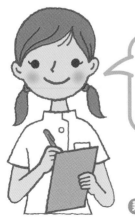

リハビリに携わっている多くの専門スタッフは、どのようにチームでケアをしているかを詳しく知りたいです。

新人ナース

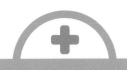

本書の特長

　リハビリ看護では、脳・神経系疾患から循環器系疾患や骨折・リウマチなどまで様々な疾患、外傷を対象としています。

　看護内容も一般の専門診療と異なり、診察および症状回復のための治療のほかに、機能改善に結びつくリハビリを加えることで、患者さんが退院後にも自立した日常生活を送れるための支援にもなっています。

　本書では、そのためのスキルが身につくよう、様々な工夫が取り入れられています。

役立つポイント1 **疾患別の症状に応じたリハビリを 時系列に沿って理解できる**

　疾患別に急性期、回復期それぞれの症状とリハビリケアについての的確な対応ができるようになっています。

役立つポイント2 **図やイラストから疾患とそのリハビリの 具体的なイメージがつかめる**

　図やイラストを多用して、疾患の原因と症状、治療およびリハビリが具体的にイメージできるように構成されています。

役立つポイント3 **リハビリに欠かせない専門の 療法士のスキルが学べる**

　リハビリは、一人ひとりの患者さんに対して、多くの医療スタッフが1つのチームとして協働して進められます。なかでも、療法士の人たちからは、ケガや疾患による損傷で低下した機能の回復に欠かせない、理学療法、作業療法、言語聴覚療法といったリハビリの専門スキルの多くを学ぶことができます。

疾患別の治療法やリハビリの進め方、注意点がわかる

　リハビリを進めるにあたり、疾患の症状や重症度によって注意すべきことが多くあります。それらを理解することで、それぞれの患者さんに合った的確なリハビリができます。

ベテランナースや先輩ナースのアドバイス

　ベテランナースや先輩ナースのワンポイントアドバイスを随所に入れてあるので、あわせて読むことでより理解が深まるようになっています。

この本の登場人物

本書の内容をより深く理解していただくために、医師、ベテランナース、
先輩ナースがアドバイスや、ポイントの説明をしています。
また、新人ナースのほかリハビリ専門の療法士や患者さんも登場します。

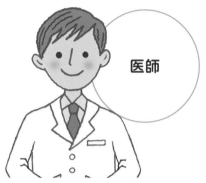

医師

病院の勤務歴8年。的確な判断と処置には定評があります。

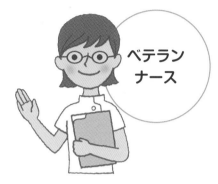

ベテランナース

看護師歴10年。やさしさの中にも厳しい指導を信念としています。

先輩ナース

看護師歴5年。身近な先輩であり、新人ナースの指導役でもあります。

新人ナース

看護歴1年。リハビリ看護について勉強しています。医師や先輩たちのアドバイスを受けて早く一人前のナースになることを目指しています。

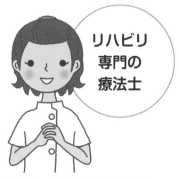

リハビリ専門の療法士

患者さんが障害前に持つ機能の再獲得を目指す、プロ意識の強い療法士のスタッフです。

患者のみなさん

患者のみなさんからも、ナースへの気持ちなどを語っていただきます。

MEMO

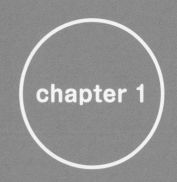

chapter 1

リハビリ看護の基礎知識

・・・・・・・・・・・・・・・・・・・・・・・・・・・・

リハビリ看護とは何か、リハビリ医療の中での位置づけや、
果たす役割のほか、目的についても詳しく見ていきます。
また、リハビリ医療には、医師や看護師のほか多くの医療専門家が
1つのチームとして、患者さんの心身の機能回復支援に
それぞれのスキルを発揮しています。

リハビリテーションとは

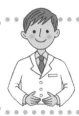

「リハビリテーション」は、いろいろな場面で使われている言葉です。ここでは、医療の現場で使われているリハビリテーションの意味やその目的と役割について紹介します。

リハビリテーションの意味

リハビリ看護に触れる前に、リハビリテーションという言葉について説明します。リハビリテーション「rehabilitation」は、本来「re（再び）」「habilis（適した）」「ation（すること）」の複合語であり、名誉の回復などといった意味を持つ言葉です。

一般には、リハビリテーション（リハビリという略称もよく使われます）は、いろいろな意味で使われています。人によってはマッサージであったり、手術後の機能回復の訓練あるいは温泉などで体を癒す行為を指す言葉だと、とらえている人もいることでしょう。

いずれも間違いではありませんが、リハビリという言葉には、もっと広い意味があります。

日本リハビリテーション医学会の定義では、「リハビリとは、身体的のみならず、精神的、社会的など総合的な観点から、病気や障害を受けた患者さんが、正常な生活を営むための能力を再獲得するために行う治療および訓練」とされています。

さらに広い意味でのリハビリテーションは、医学的・教育的・職業的・社会的リハビリテーションの4つの分野に分かれ、病院で行うのは主に医学的リハビリテーションです。

ちなみに、国際的にはどのような意味で使われているのでしょうか。

アメリカでは、「リハビリテーションとは、障害を受けた者を彼の成し得る最大の身体的・精神的・社会的・職業的・経済的な能力を有するまでに回復させることである」（米国リハビリテーション評議会/1942年）とされています。

またWHOでは、「リハビリテーションとは能力低下の場合に機能的能力が可能な限り最高の水準に達するように個人を訓練あるいは再訓練するため、医学的・社会的・職業的手段をあわせ、かつ調整して用いること」（1968年）と定義されています。

リハビリ看護

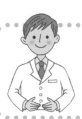

近年、リハビリは医療の専門分野の1つとして考えられています。また、患者さんが受傷前の機能に近づくよう、医師や専門スタッフとともに回復支援にあたるリハビリ看護の役割がより重要となっています。

✚ リハビリは医療の専門領域の1つ

　現在、リハビリ活動は社会全般に欠かせないものになっています。高齢化や疾病構造の変化、医療需要の増大により、医療施設をはじめ、保健・福祉施設、在宅での療養生活に至るまで、リハビリは国民生活に定着しており、同時にその重要性がますます高まっています。

　看護においても、リハビリが1つの専門領域として確立されるまでに至っています。

　従来、看護といえば疾患のケアが専門であり、その後の回復は療法士などの専門家に委ねられていました。

　しかし、現在はリハビリの最も大切な役割は、「障害の予防」にあるとされ、仮に障害が残ったとしてもその程度を最小限にとどめることが求められています。

　リハビリ医療チームの中で、患者さんの状態を最も身近で観察する看護師がリハビリの要となっていることはいうまでもありません。

患者さんの早期回復と自立度向上のために、洗面や口腔ケアは洗面所で行うなど、日常生活のすべてをリハビリにつなげていきます。

ベテランナース

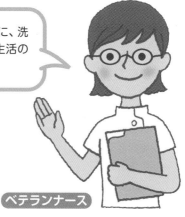

リハビリ支援の主な医療スタッフ

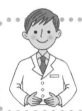

リハビリの効果を高めるには、医療チームの全員が連携してリハビリを進めなければなりません。その調整役である看護師と協働してリハビリにあたる専門のスタッフが、以下のリハビリ専門職の人たちです。

✚ リハビリ支援にあたる専門の療法士と各種スタッフ

専門の療法士として、主にどのような疾患のリハビリ療法に関わっているのかについて、法律では、それぞれの療法と療法士は以下のように定められています。

●理学療法士

理学療法は、身体に障害のある者に対し、主としてその基本的動作能力の回復を図るため、治療体操その他の運動を行わせ、および電気刺激、マッサージ、温熱その他の物理的手段を加えることをいいます。その専門職が理学療法士（Physical Therapist：PT）です。

【主な対象疾患】

脳血管障害、外傷性脳損傷、脊髄損傷、脊髄・脊椎疾患、手足の切断の患者さんが多くを占めています。また、その他の疾患としては、神経疾患、変性疾患などの患者さんから、最近はスポーツ外傷や心臓・呼吸器系疾患の患者さんまでが対象となっています。

・運動療法

筋力・関節可動域・バランス能力の改善などを通して、損傷・障害の回復や運動能力の向上などを図り、日常生活活動（ADL）の基礎となる動作の獲得を目指します。

・物理療法

温熱療法・水治療法・光線療法・電気療法などにより、痛みの緩和や循環の改善などを図ります。

●作業療法士

作業療法は、身体または精神に障害のある者に対し、主としてその応用的動作能力と社会的適応能力の回復を図るため、手芸、工芸その他の作業を行わせることをいいます。その専門職が作業療法士（Occupational Therapist：OT）です。

作業療法は、心身の病気やケガなどにより日々の暮らしで大切にしていること（作業）を行えず、生活が困難な状態にある、もしくはそうなる可能性がある方に対し、再び将来にわたって「作業」が行えるように支援します。

【主な対象疾患】

精神疾患（うつや統合失調など）、また、脳性麻痺や多動性症候群などの発達障害、高次脳機能障害や認知症など、対象疾患はとても幅広いのが特徴です。

作業療法では、基本動作（運動、感覚・知覚、心肺・精神・認知機能）、応用動作（食事やトイレ、家事など生活で必要とされる活動）、社会的適応（就労や就学、趣味のサークルや地域活動への参加）の3つの能力の維持・回復を目指します。そのため、作業療法士は、家屋改修や生活環境機器の整備・開発、健康の維持・増進に向けた社会資源の開発や地域の仕組みづくりに携わるなど、医療・福祉の現場のみならず行政や教育・研究開発など様々な分野で活躍しています。

● **言語聴覚士**

　言語聴覚療法は、音声機能・言語機能または聴覚に障害のある者について、その機能の維持向上を図るため、言語訓練その他の訓練、これに必要な検査および助言、指導その他の援助を行うことをいいます。その専門職が言語聴覚士（Speech Therapist：ST）です。

【主な対象疾患】

　脳損傷（脳出血、脳梗塞、頭部外傷）による以下の後遺症が対象です。

・失語症

　話す・聞く・読む・書く・計算などが難しくなります。

・高次脳機能障害

　新しいことを覚えたり、以前のことを思い出すことが難しくなる記憶障害、注意力が散漫になったり、集中力が続かなくなったりするなどの注意障害、物事を計画的に考えて実行することが難しい遂行機能障害、また、感情のコントロールができず、些細（ささい）なことで怒ったり、場違いな場面で突然笑い出したりする社会的行動障害が見られます。

・運動障害性構音障害

　口腔器官（あご、口唇、舌）などの動きに制限が生じて、発音がうまくできません。

・摂食・嚥下障害

　食べ物、飲み物を飲み込むときに、うまく飲み込めず、むせたりすることがあります。

● **その他のスタッフ**

　このほか、リハビリには以下の専門職のスタッフが関わっています。

・**ソーシャルワーカー**

　社会福祉の立場から、患者さんやその家族が抱える経済的、心理的な問題を解決するための援助を行います。

・**臨床心理士**

・**管理栄養士**

・**薬剤師**

・**介護福祉士**

・**義肢装具士**

　患者さんに適合する義肢などの装具の採型や製作をします。

・**歯科衛生士**

　リハビリ医療や支援のスタッフとの関係を1つのチームとしてまとめると、下の図のように表すことができます。

▼リハビリを支えるチーム医療

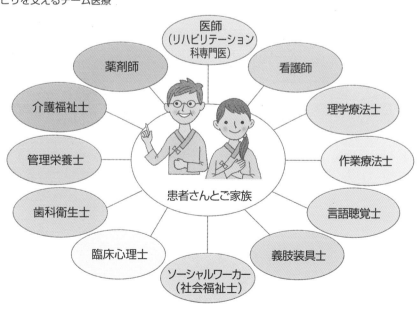

リハビリ医療の流れ

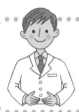
医療では、患者さんが入院してから退院するまでの期間を、急性期、回復期、維持期（生活期）の3つに区分し、それぞれの期間に見られる症状の回復状況に応じてリハビリが進められます。

✚ 急性期

リハビリ医療でいう急性期とは、病気やケガなどで入院してから2、3週くらいまでの経過期間のことです。急性期は症状が刻一刻と変化するので、看護師の役割は患者さんの状態を正確に把握すると同時に、疾患の治療にあたることがメインとなります。

ただし、この期間は発症直後ということで臥床傾向の状態が続くため、関節の拘縮（こうしゅく）や筋力低下が起きやすいといわれます。こうした、長期臥床によって生じる筋力低下や内臓機能の低下のことを廃用症候群（disuse syndrome）といいます。

▼廃用症候群

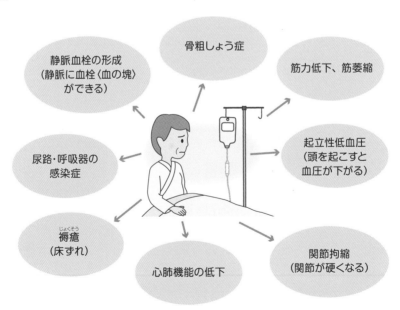

静脈血栓の形成（静脈に血栓〈血の塊〉ができる）

骨粗しょう症

筋力低下、筋萎縮

尿路・呼吸器の感染症

起立性低血圧（頭を起こすと血圧が下がる）

褥瘡（じょくそう）（床ずれ）

心肺機能の低下

関節拘縮（関節が硬くなる）

リハビリ看護は、こうした症状の防止とともに患者さんの不安を取り除く精神的なサポートを担当します。

そして、次の回復期につなげられるよう、起居動作や歩行の支援を開始します。

回復期

急性期を経て、症状が安定してくる時期を回復期といいます。この期のリハビリでは、体の機能の回復を図ること、そして受傷する前の生活に戻れるようなトレーニングが主となります。

具体的には、立ち座りや歩行などの基本的な動作の訓練とともに、日常生活に欠かせない食事の摂取、衣服の着脱といった生活動作の練習です。

維持期（生活期）

維持期（生活期）は、回復期よりあとの退院に向けての時期です。退院後の時期と同じ意味で使われる場合もあります。この時期は、退院後に自立して日常生活を送れるような練習支援がメインとなります。維持期（生活期）は、いかにQOL（Quarity of Life）を高めるかが重要です。リハビリを行っても、後遺症が残り、それ以上の回復が望めないまま退院するケースも少なくありません。この時期のリハビリには、機能維持のための訓練の継続のみならず、いかに"その人が望む生活"に近づけるか、そのためには、どのような環境や道具、援助が必要か、という視点が求められます。

●**今後のリハビリ**

現在、リハビリ医療の現場でも介護ロボットの導入などが話題となっています。近い将来、リハビリ看護の世界では介助などの肉体的負担の大きい分野はロボットが担い、リハビリ計画の立案やその進行および回復効果の評価はAIが行うのがあたり前になっていることでしょう。

リハビリは発症・受傷後の経過期間によって、急性期、回復期、維持期（生活期）に分けることができます。それぞれの期間では、何を目標にどんなリハビリテーションを行うかは、患者さんの状態によって異なります。

ここでは、一般的に行われている各段階でのリハビリの目的と内容の流れを、下の表に紹介しておきます。

▼発症・受傷後の経過期間によるリハビリの流れ

実施時期	リハビリ訓練の内容	主な目的
急性期	入院 急性期治療 ベッド上でのリハビリ	早期離床 廃用症候群の予防
回復期	歩行訓練 応用動作の訓練 日常生活活動の訓練 退院指導	機能障害の改善 ADLの向上、残された機能の改善、在宅復帰
維持期（生活期）	退院 自宅療法 通所リハビリ 定期検査	ADLの維持・向上 再発予防 社会参加 QOLの向上

MEMO

chapter 2

脳血管・中枢神経系疾患と
リハビリ

脳血管疾患とは、脳梗塞やくも膜下出血、脳出血といった脳卒中のことです。

このほか、脳に関連する疾患には中枢神経の障害である

脊髄障害などがあります。

ここでは、脳血管・中枢神経系疾患による運動機能・感覚障害についての

リハビリを紹介します。

脳血管・中枢神経系疾患

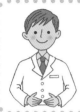
脳卒中は、脳の血管が詰まったり破れたりして、脳に障害を起こす脳血管疾患の総称です。この疾患の代表的なものに「脳梗塞」、「脳出血」、「クモ膜下出血」があります。このうち重篤化しやすいのが脳梗塞とくも膜下出血で、比較的症状の軽いのが脳出血です。

➕ 脳のしくみと働き

　脳は大きく大脳、小脳、脳幹の3つに分けられます。さらに大脳は、頭頂葉、前頭葉、側頭葉、後頭葉の4つで構成されています。頭頂葉は知覚および空間認識をつかさどり、前頭葉は手足や体幹などの運動機能のほか眼球運動、言語発語機能をコントロールしています。また側頭葉は聴覚、臭覚と言語の理解機能を担っています。

　そして小脳は動作の調節、平衡感覚をつかさどる機能を担い、脳幹は全身の神経に指令を発する機能に関連しています。

　このように、脳は様々な機能をつかさどっているため、障害を受けた部位（場所）によって症状が異なってきます。

▼脳の構造

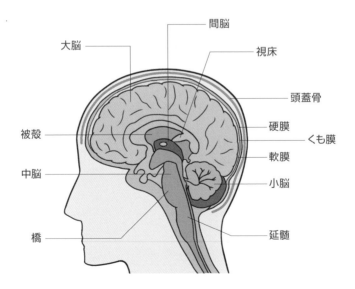

▼脳の働き

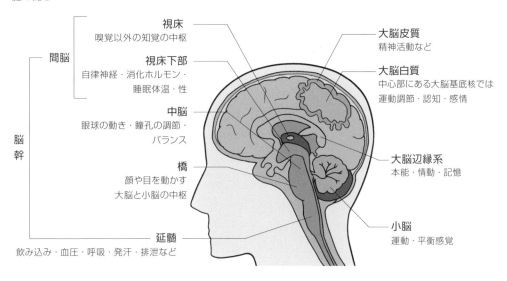

間脳
　視床
　嗅覚以外の知覚の中枢
　視床下部
　自律神経・消化ホルモン・
　睡眠体温・性

脳幹
　中脳
　眼球の動き・瞳孔の調節・
　バランス
　橋
　顔や目を動かす
　大脳と小脳の中枢
　延髄
　飲み込み・血圧・呼吸・発汗・排泄など

大脳皮質
　精神活動など
大脳白質
　中心部にある大脳基底核では
　運動調節・認知・感情
大脳辺縁系
　本能・情動・記憶
小脳
　運動・平衡感覚

脳梗塞

脳梗塞は、脳の血管が詰まることで、脳に酸素や栄養素が運ばれなくなって、脳の組織が壊死してしまう病気です。

● 原因

血管が詰まる主な原因には、脳や首の血管が動脈硬化することによって起こる「脳血栓症」と、心臓や足などにできた血の塊（血栓）が脳に運ばれることで生じる「脳塞栓症」の2つがあります。

● 症状

・顔半分が麻痺、しびれが起こり表情が作れない
・片方の手足がしびれ力が入らなくなる
・ろれつが回らなくなり、言葉が出てこない
・他人の言うことが理解できなくなる

● 検査

・頭部CT検査　　　・MRI検査
・神経学的検査　　・頸動脈超音波検査
・脳血管撮影
・SPECT（局所脳血流断層検査）
・PET（ポジトロンCT検査）

＜急性期＞

● 血栓溶解療法

・発症後3時間以内にt-PA（組織プラスミノーゲンアクチベータ）を静脈点滴
・発症後6時間以内にウロキナーゼの動脈注入

● 脳保護療法

・発症から48時間以内にエダラボン

● 抗血栓療法

・発症から48時間以内

● 抗浮腫療法

・発症から48時間以内

● 血液希釈療法

＜再発予防＞

● 抗血栓療法

・抗血小板薬
・抗凝固薬

● 外科的治療

・頸動脈内膜剥離術（CEA）
・頸動脈ステント留置術（CAS）
・EC-ICバイパス手術

● **主な後遺症**

・片麻痺	・運動障害
・感覚障害	・疼痛性障害
・視覚障害	・嚥下障害
・排尿障害	・高次脳機能障害
・気分障害	・脳血管性認知症

脳出血

脳出血は、脳の血管が破れて出血し、脳細胞に障害を引き起こす病気です。

● **原因**

脳出血の原因は、高血圧や動脈硬化によるものがほとんどです。脳の細い血管において、加齢や生活習慣病によって動脈硬化が進み、血管壁の脆くなったところに血流の圧力がかかりすぎると、血管壁が破れて出血します。

● **症状**

脳出血は、脳のどの部分が発症するかによって症状や重篤度が違います。しかも、症状は数分か数時間のうちに進行するので、検査診断や治療は早期に行う必要があります。

・被殻出血：片側の手足のしびれや麻痺
・視床出血：目の異常、片側の感覚障害
・橋出血：目の異常、意識障害
・小脳出血：激しい頭痛、めまい、吐き気
・皮質下出血：けいれん

● **検査**

脳出血は、他の脳卒中と同様、生命に関わる危険性があるので、検査は速やかに行います。

・頭部CT検査
・MRI検査
・神経学的検査
・頸動脈超音波検査
・脳血管撮影
・SPECT（局所脳血流断層検査）
・PET（ポジトロンCT検査）

● **治療**

・抗浮腫療法
・開頭血腫除去術
・定位脳血腫吸引術

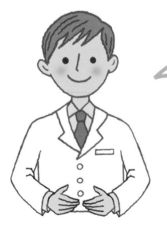

脳卒中の適切な治療とそのあとのリハビリには、発症直後の迅速な検査とそれによる正確な診断が欠かせません。

医師

くも膜下出血

くも膜下出血は、脳の動脈血管の分岐部に血液のコブができ、それが破れて血流がくも膜下腔に広がる病気です。

●原因

脳は、下の図のように外側から硬膜とくも膜、軟膜に覆われています。くも膜下出血は、くも膜と軟膜の間にあるくも膜下腔に出血して起こります。出血の原因となるのは、血液のコブ（脳動脈瘤）の破裂のほか、事故や転倒などによる頭部の外傷です。

▼脳を覆う硬膜、くも膜、軟膜

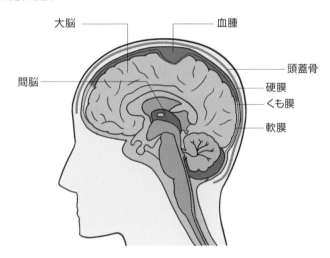

●症状

くも膜下出血の特徴的な症状は、突然起こる非常に激しい頭痛と吐き気と嘔吐です。前兆症状として、軽い頭痛、目が見えづらくなる、ものが二重に見える、などがあります。

・非常に激しい頭痛
・意識障害
・嘔吐、めまい

●検査

・頭部CT検査
・MRI検査
・神経学的検査
・頸動脈超音波検査
・脳血管撮影
・SPECT（局所脳血流断層検査）
・PET（ポジトロンCT検査）

●治療

くも膜下出血の急性期の治療は、血圧の管理が大切となります。

脳動脈瘤破裂の場合は、以下のような治療を行います。

・血管内外科治療としてコイル塞栓術
・開頭クリッピング術
・脳脊髄ドレナージ術

脳卒中のリハビリ

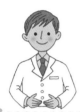

従来、脳卒中のリハビリでは、発症後すぐは安静にし、症状が安定してからリハビリが行われていました。ところが最近は、脳卒中のリハビリは開始が早いほど回復状況がよいことが明らかになっています。そのため、容体が安定していれば発症当日からでもリハビリは開始されます。

前節の脳卒中の治療でも触れましたが、脳卒中のリハビリは、治療と同じように急性期、回復期、維持期（生活期）の3期に分けることができます。ここでは、それぞれの期ごとのリハビリについて見ていきましょう。

✚ 急性期のリハビリ（発症直後〜数週間）

急性期のリハビリで考えなければならないのは、脳卒中は急性期に症状が進行する危険性があり、症状が安定するまでベッドで安静にしておかなければならない、ということです。しかし、ベッドで寝たきりの状態では、手足の関節が拘縮したり、麻痺していない手足の筋力が弱まったりするので、ベッド上でのリハビリが欠かせません。

リハビリ内容は、症状の回復程度によって異なりますが、症状が重く意識がない場合には、関節可動域訓練に加え、関節に負担をかけずに拘縮を防ぐ良肢位（ポジショニング）の保持と体位変換、褥瘡予防、口腔機能維持が必要です。

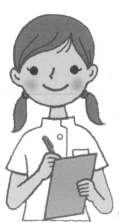

発症直後の患者さんは戸惑いと不安でいっぱいです。少しでも気持ちを和らげられるよう、声をかけたいと思います。

新人ナース

ポジショニング

手足に麻痺がある場合は、拘縮を起こしにくい姿勢を保つことが必要です。ただし、褥瘡を防ぐために体位変換は2〜3時間ごとに行うようにします。ポジショニングが正しく行われないと、離床後の車いすや歩行訓練が始まる時期に、麻痺側の手足に痛みを伴う肩関節亜脱臼や関節拘縮などの症状が出て、リハビリに支障をきたす恐れがあります。

●仰臥位（仰向け）の場合

肩関節や腰の下などに柔らかいクッションなどをあてます。拘縮で曲がりがちな足は、足先を外向きにしていると足首が伸びた状態で固まってしまうため、アキレス腱を伸ばし、フットボードなどで足首が直角になるように保ちます。また麻痺側の手にはタオルなどを丸めたものを軽く握らせて拘縮を防ぎます。

タオルを丸めたもの

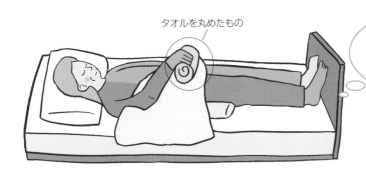

手指の関節が固まるのを防ぐ専用のクッションやサポータもある。

●側臥位（横向き）の場合

横向きで寝ている場合には、麻痺側の手を上にして、足の間にクッションを入れます。

肩のほか腰にもクッションを当てると良い。

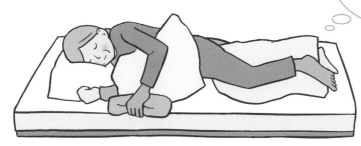

褥瘡

長時間、臥床の状態が続くと、褥瘡（床ずれ）ができることがあります。これは、ベッドと長時間接していた部分の皮膚に血行不良が起こり、赤いただれができる症状です。褥瘡は主に骨の出っ張ったところにできやすいので、こまめに体位変換を行わなければなりません。

体位変換

体位変換は、褥瘡防止のほか、自力で食事や排泄、着替えなどの生活動作ができない場合や治療のために介助者が実施します。

仰臥位から側臥位

❶麻痺のない手で、麻痺側の手をつかんで胸の中央へ引き上げてもらいます。

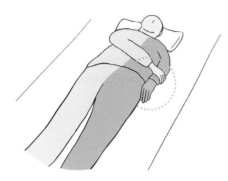

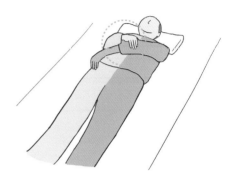

❷顔の向きを寝返りする側に変えてもらいます。

❸看護師は、患者さんの肩と足首に手を添えて体を回転させ、寝返りを支援します。

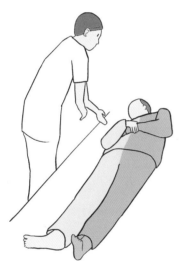

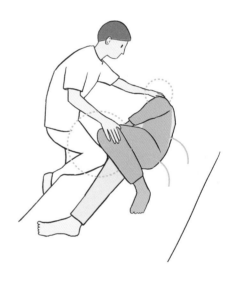

● **褥瘡予防**
➡褥瘡　p.25

口腔機能維持

口腔ケアは、嚥下障害や構音障害がある場合は特に重要です。口の中を清潔にし、義歯の不具合などがない状態にしておかないと、飲み込んだり話したりする機能に影響します。また、口腔清掃を行わないと口腔細菌の温床となり肺炎を引き起こすこともあります。特に口腔ケアは高齢者の誤嚥性肺炎予防に効果的です。
➡口腔ケア　p.105

関節可動域の訓練

症状が安定して、安静時の良好な姿勢が保たれる場合には、徐々にベッド上での機能訓練を開始します。最初に行われるのが、筋力低下や関節の拘縮を防ぎ、関節をスムーズにする関節可動域訓練です。

関節可動域はROMともいい、関節を動かせる範囲のことです。寝たきり状態が続くと関節の可動域が狭くなり、痛みや運動能力の阻害が起こります。これを予防する可動域訓練には、自動（自立）、自動介助（部分介助）、他動（全介助）の3つがあります。術後で意識がはっきりしない、安静が必要、といった場合は他動訓練から始められます。

関節の固縮・拘縮を防ぐため、上腕であれば肩・肘・手首の関節を確実に保護しつつリハビリを行います。

● **手と指の訓練**

親指の屈曲と伸展

❶看護師は、患者さんの親指以外の4本の指に片手を添え、一方の手で親指を下から軽く握ります。

❷親指を手のひら側へゆっくり曲げます。

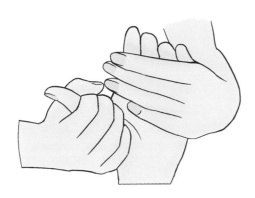

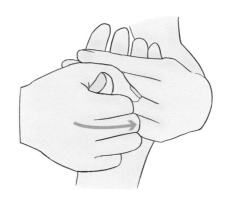

❸親指を外へ向けて開くように伸ばします。

❹また親指を手のひら側へゆっくり曲げます。

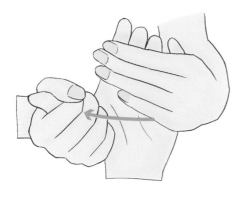

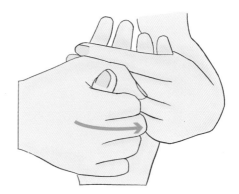

❶片方の手で患者さんの手首を軽く握り、腕を固定します。もう片方の手で患者さんの指を軽く握ります。

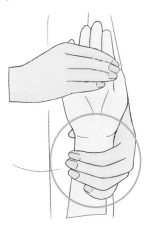

運動前に関節を温めてから行うと、動かしやすく、痛みを軽減することができます。

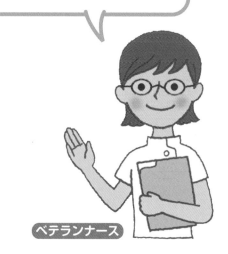

ベテランナース

❷握っている指の手首を軸に前へ曲げます。

❸その状態のまま、手を後ろに反らせます。

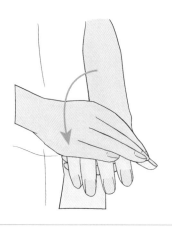

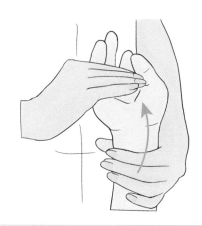

肘の屈曲と伸展

❶片方の手で患者さんの肘を支え、もう片方の手で手首を軽く握り、患者さんの肩にその手が触れるまで、肘を曲げます。

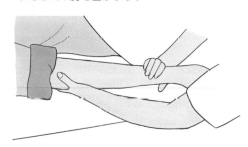

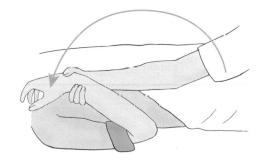

28

❷曲げた肘を、ゆっくり伸ばしながら元の位置へ
　戻します。

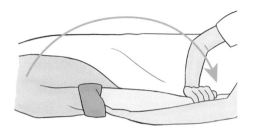

固縮・拘縮していると痛
みが生じるので、確認し
ながらゆっくりと行う。

肩の屈曲

　肩を引き上げている人が多いので、最初に肩甲
帯 (肩甲骨と鎖骨) の下制を促すことから始めま
す。また、肩関節は固縮の可能性もあるので、ト
レーニングは慎重に行います。以下の訓練は、肘
を曲げて行うと痛みを緩和できます。

麻痺側は痛みを感じない
ので、特に肩関節や股関
節は脱臼に留意する。

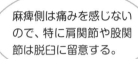

❶患者さんの肩と手首を両手で支えます。

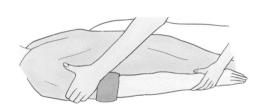

❷肘を曲げながら、腕を頭まで上げます。

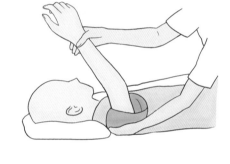

❸上げた腕をゆっくり元の位置へ戻します。

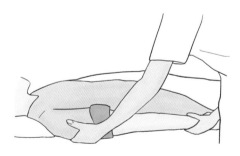

ベッド上で行う機能回復訓練
は、筋肉や関節が硬くならな
いうちに開始します。

先輩ナース

膝関節の屈曲と伸展

❶両手で仰臥位での膝と足首を軽く支えます。

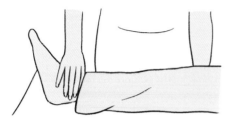

❷ゆっくり膝を上げながら足首を臀部の方へ寄せます。

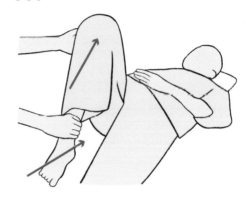

❸膝頭を片手で押さえ、もう片方の手で足底をベッドにつけます。

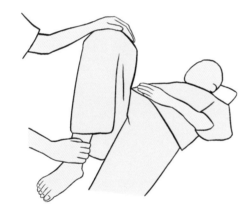

❹足首をつかんだまま、膝を伸ばします。

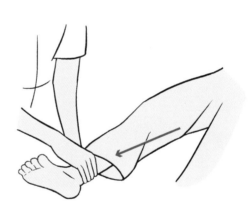

体幹のストレッチ

　片手で肩関節を軽く押さえたまま、もう片方の手で立てた膝を、ゆっくり手前に倒します。

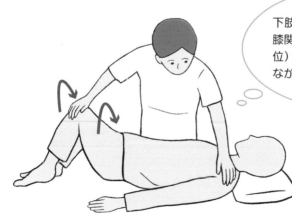

下肢の足関節リハビリの場合、膝関節・股関節が無理な向き（肢位）になっていないかを確認しながら行う。

立てた両膝を両手でつかみ、左右の膝をゆっくり外側へ開いて股関節をストレッチし、ゆっくり膝を元へ戻します。

ただし、既往に股関節疾患がある場合は、股関節を開くのは禁止されている場合があります。

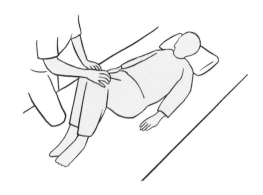
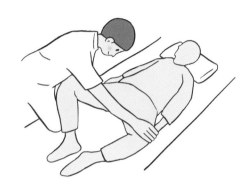

座位保持訓練(ベッドから起き上がり座る)

血圧、脈拍検査などで、頭を起こしても症状が悪化しないと判断された場合は、ベッド上で座る練習を行います。ただし、急に起き上がると血圧が下がって起立性低血圧によって症状が悪化する恐れがあります。ギャッチベッドを使用している場合は、30度、60度、90度と起き上がり角度を調整して、徐々に頭を起こしていくことが必要です。

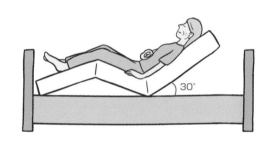

30°

●端座位の練習

ベッド上で座れるようになれば、ベッドの端で床に足をつけて座る端座位の練習です。

自力で行う端座位

❶麻痺のない側の手で麻痺側の手をつかみ、麻痺のない側の足を麻痺側の足の下へ入れます。

❷麻痺のない側の手関節をベッドにつき、肘を伸ばして上体を上げます。ここで大切なのは、麻痺のある側の肩を起き上がる側にひねることです。

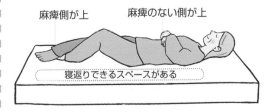

麻痺側が上　　麻痺のない側が上

寝返りできるスペースがある

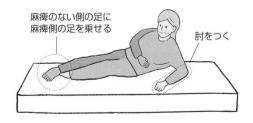

麻痺のない側の足に
麻痺側の足を乗せる

肘をつく

❸手のひらをつき、上体を起こしたあと、麻痺の
ない側の手と足でベッドの端まで寄ります。麻
痺側の足は麻痺のない側の足で移動させます。

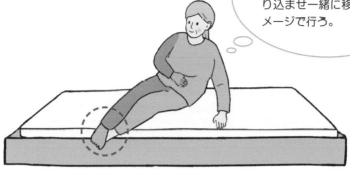

端座位になるには、健康な
足を麻痺側の足の下にもぐ
り込ませ一緒に移動するイ
メージで行う。

部分介助

❶患者さんに、麻痺のある側の足を麻痺のない足
で引っかけてもらい、麻痺側の手を反対側の手
で持ってもらったうえで、一方の手を肩甲骨に
回し、もう一方の手で骨盤を支えます。

❷肩甲骨に回した手で体を支えながら、上体を
ゆっくり起こし、両足をベッドから下ろしま
す。

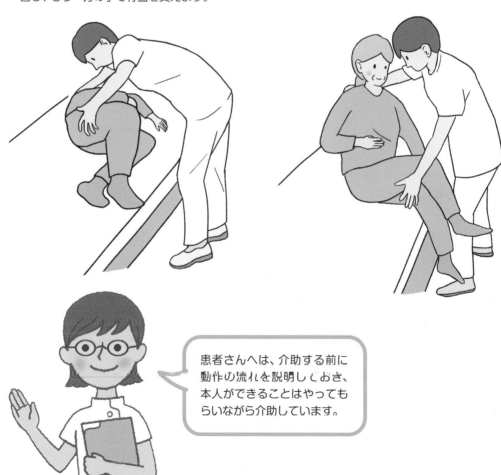

患者さんへは、介助する前に
動作の流れを説明しておき、
本人ができることはやっても
らいながら介助しています。

ベテランナース

❸座る姿勢を安定させ両足が床につくようにします。

起き上がることで起立性低血圧が生じる可能性を考え、座位になったときにめまいの有無を確かめます。

ベッドの高さによって足が床に届かないときは、ベッドの高さを調整し、端座位になったら体がまっすぐになったことを確認。

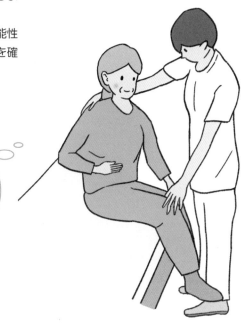

 立位

端座位ができるようになったら、立ち上がり（立位）の練習です。あらかじめ、立ち上がる筋力があるかどうかと、体幹バランスがとれているかどうかを確かめてから行うようにします。

●椅子を使う場合

麻痺のない側の手で椅子をつかみ、その椅子を手で押すように体重をかけて立ち上がります。

●自力で行う

立ち上がるときは、膝を十分に曲げ、頭を前に突き出した前屈の姿勢で起き上がるようにします。

➡自力での立ち上がり　p.100

●つかまり立ち
➡介助バー使用の場合　p.101

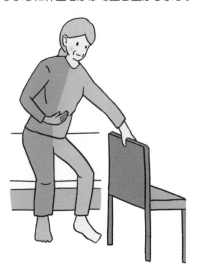

❶ベッドには、すこし浅く腰掛けるように誘導し、膝を深めに曲げ体重を足にのせます。

❷体幹・骨盤を前傾して、お尻（尾てい骨）を浮かせるように誘導します。このとき患者さんの膝に介助者の膝を重ねて、膝崩れに注意をしつつ、前方へ骨盤を誘導します。

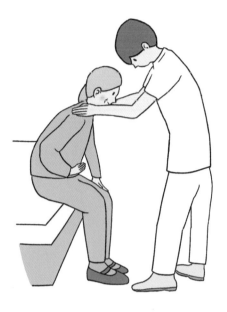

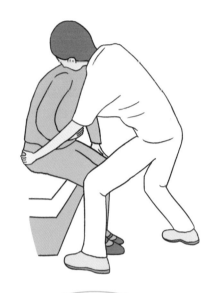

❸一方の手で腰の下、もう一方の手で肩を支えて体を安定させます。

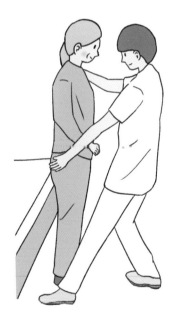

患者さんに、前かがみになると立ち上がりやすいことを知ってもらい、協力してもらう。

初回の離床時には、起立性低血圧のほか深部静脈血栓の可能性がないか症状を観察しています。

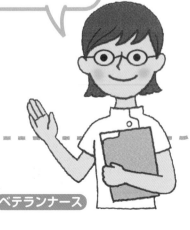

ベテランナース

車いすへの移乗

　端座位ができるようになったら、車いすへ乗る練習です。ベッドから車いすに移動する際は、介助者が車いすの向きをベッドに対して45度くらいの角度になるよう準備しておくと、車いすに乗りやすいでしょう。その場合は、ブレーキをかけておくようにします。

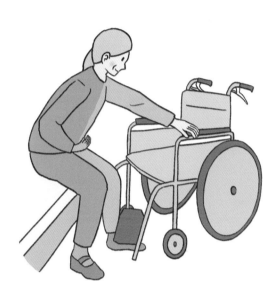

❶端座位の姿勢から、麻痺のない足を少し前に出し、麻痺のない手で車いすのアームレストをつかみます。

❷麻痺のない手と足に体重をかけて腰を浮かします。

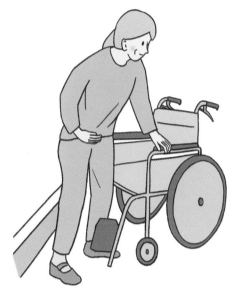

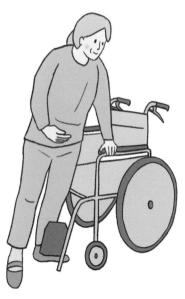

❸臀部が車いすの座面に来るように体を回転させます。

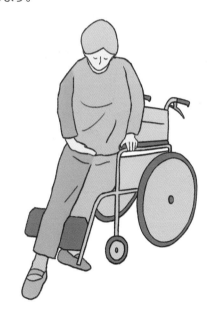

❹前かがみの姿勢のまま、ゆっくり車いすに腰かけます。

部分介助

❶座位の姿勢から車いすのアームレストをつかん
　で前かがみになってもらい、臀部の下に手を入
　れます。

❷臀部を軽く持ち上げます。

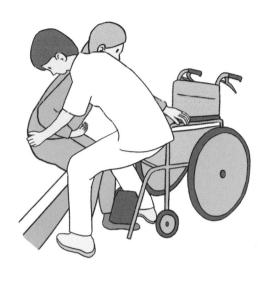

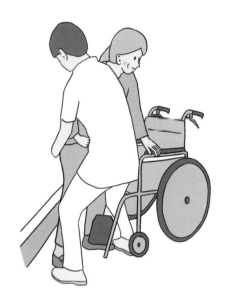

❸臀部が車いすの座面に来るように体を回転さ
　せ、ゆっくりと腰を下ろします。

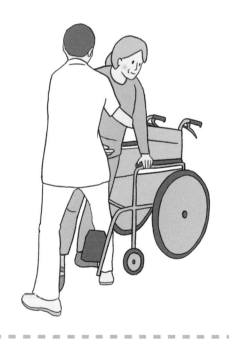

車いすに乗せる場合、麻痺の
ある側の手のひらを下向きに
すること、手がアームレスト
の外に出ないようにすること
を心がけましょう。

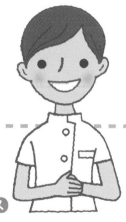

先輩ナース

回復期のリハビリ（数週間～数カ月くらい）

急性期での可動域訓練、端座位、車いす駆動の練習、座位、立位の保持訓練を行ったあと、回復期のリハビリ訓練へと進みます。

回復期のリハビリでは、機能回復に加えてADLの自立度を高めるための動作訓練がメインとなります。

そのため、専門の療法士との連携がより一層大切となります。また、この時期を迎えると、患者さん自身がADL獲得に向けて積極的に動くというプラス面と、患者さんがやりやすい訓練法となって、動作訓練で生じやすい左右差を作り出すというマイナス面が出ることに注意しなければなりません。

● **立ち上がりと立位保持訓練**

車いすに移乗し座れるようになると、リハビリ室で急性期に練習してきた可動域訓練のほか、筋力増強を図ります。最初に行うのは、麻痺した手足の本格的回復訓練と、立ち上がりから立位といった動作の訓練です。

手で体を支えられるようになると、座位でバランスをできるだけ長時間保つ練習から始め、そのあと、立ち上がり方や立位でのバランス保持の訓練、歩行訓練へと進みます。

● **立ち上がり**

➡自力での立ち上がり　p.100

● **立位でのバランス保持**

立位は座位に比べると足の筋力がより必要とされます。筋力が低下すると安定した立位姿勢を保持することが困難となり、転倒しやすくなります。また、日常生活の様々な場面でも安定した立位姿勢が必要とされます。

立位の訓練では、できるだけ長くバランスよく立てるようになるのが目標です。手すりなどを使って立位の練習を行いますが、半身麻痺がある場合に、麻痺のない側の足にだけ体重がかかりすぎることには注意しなければなりません。

立位が安定してきたら歩行訓練に進みます。歩行訓練は、手すりや平行棒を使って行われます。

▼手すりを使った立位訓練

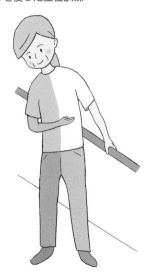

立位訓練では、転倒に注意しながら見守りましょう。

先輩ナース

歩行訓練

立位が安定してきたら歩行訓練に進みます。歩行訓練では、最初は手すりや平行棒などにつかまり、一歩を踏み出す練習から始めます。

歩行訓練では、介助者がモニター心電図を監視しながら行うこともあります。

踏み出し練習

麻痺のない側の手で手すりを握り、そのまま麻痺のない側の足を一歩踏み出します。麻痺側の足を踏み出すときは手で体を支えます。

看護師はそばで見守り、患者さんが一歩を踏み出しやすいように声かけをしましょう。

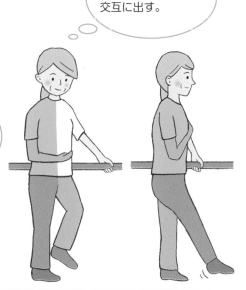

左右の足をゆっくり交互に出す。

麻痺のない側の腰の伸びで降り出すように一歩踏み出します。

療法士

平行棒での歩行訓練（3動作歩行）

❶足を踏み出す前に、麻痺のない手で少し前の手すりをつかみます。

❷手に体重をかけ、手の位置まで麻痺側の足を一歩出します。

❸麻痺のない足を出します。

つかまり立ちから平行棒での歩行ができるようになると、自立歩行に向けての訓練が始まります。

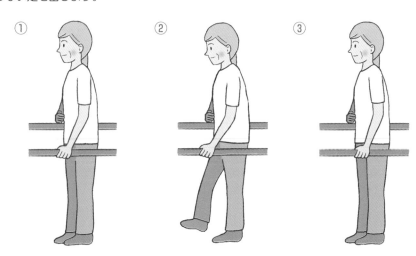

① ② ③

自立した歩行に向けての訓練を始めるにあたり、以下のようなことをチェックする必要があります。

●**歩行開始のためのチェック事項**
・立位でのバランスや安定性は十分か、一定の時間の持久力が保てるか
・視力や視野に問題はないか
・周囲の障害物に気づけるか
・血圧、脈拍、呼吸は正常値か

　歩行訓練の目標は、正常な歩行を取り戻すことではなく、安全な歩行ができるようになることです。たとえ障害によって立位バランスが悪く、足の筋力が弱い場合でも、歩行補助具を使えば活動範囲を広げることも可能ですし、運動量を増やすことができます。

杖を使っての歩行（3動作歩行）
❶麻痺のない手で杖を持ち、歩幅に合わせて杖をつきます。
❷杖に体重をかけながら麻痺側の足を出します。

❸麻痺のない足を出して一歩進んだ状態になります。

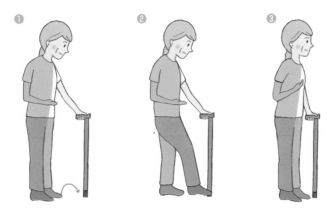

❶　　　　❷　　　　❸

　平坦な場所を歩けるようになったら、階段や段差のある場所を歩く練習です。

手すりを使った階段の上り下り
　上りは踏み出す足に力が入るので、麻痺のない側の足から、下りは残る足に力が入るので、麻痺側の足から踏み出します。

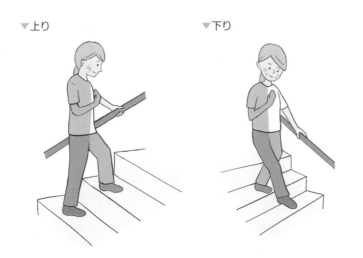

▼上り　　　　▼下り

〈上り〉

❶麻痺のない側の手に杖を持ち、一段上に出します。

❷杖で体重を支えながら、麻痺のない側の足を上げます。

❸麻痺側の足を上げます。一段上がった状態です。

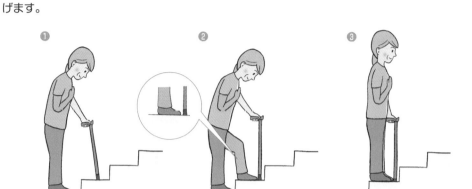

〈下り〉

❶麻痺のない側の手に杖を持ち、一段下へ出します。

❷杖で体重を支えながら、麻痺側の足を下ろします。

❸麻痺のない側の足を下ろします。一段下がった状態です。

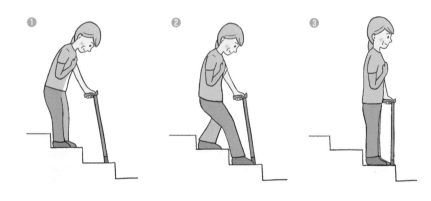

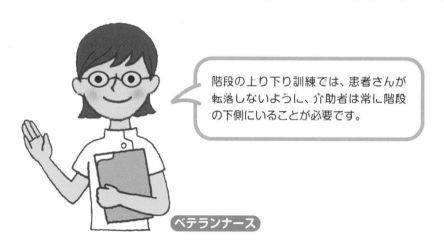

階段の上り下り訓練では、患者さんが転落しないように、介助者は常に階段の下側にいることが必要です。

ベテランナース

自立歩行を補助する杖と歩行器

平行棒を使った歩行練習から次のステップとして、安定性の高い歩行器を使った歩行練習を行います。安定性の高い多脚杖から一本杖での歩行練習へと進みます。麻痺の程度によって一本杖から進める場合もあります。片麻痺の場合、これに装具が加わります。

自立のための歩行練習に欠かせない歩行補助器には様々な種類があり、症状に合わせて選択するようにします。代表的なものを紹介します。

●歩行器の種類

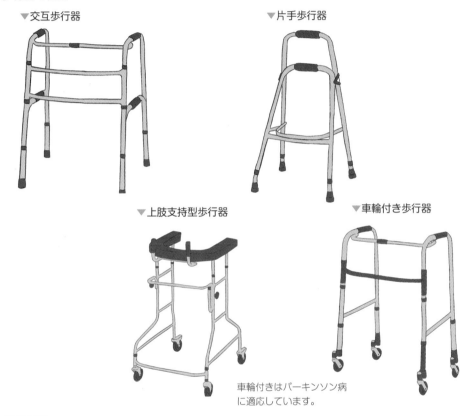

▼交互歩行器

▼片手歩行器

▼上肢支持型歩行器

▼車輪付き歩行器

車輪付きはパーキンソン病に適応しています。

●杖の種類

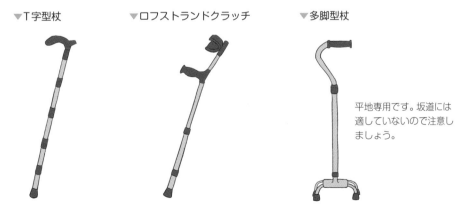

▼T字型杖

▼ロフストランドクラッチ

▼多脚型杖

平地専用です。坂道には適していないので注意しましょう。

脳の話

　脳は損傷を受けると、心身にいろいろな障害が現れます。どのような障害が現れるかは、損傷を受けた脳の部位によって異なります。運動に関わる脳の部位に損傷を受けると「体が動かない」、「力が入らない」などの症状が見られます。そのほか、感覚が麻痺する感覚障害、意識がぼんやりする意識障害、言葉がうまく出ない言語障害、便秘、失禁といった自律神経障害など多種多様です。

　このように少しの損傷でも心身に重大な影響を及ぼす脳ですが、脳を正常に働かせるためには、脳に多量の酸素や栄養を与える必要があります。

　まず、脳が必要とする酸素の量はおよそ1400グラムですが、その消費量は体全体の25%にも及びます。脳が体に占める容積は数パーセントほどですから、いかに脳が他の臓器に比べ多量な酸素を消費しているかがわかります。

　不便なことに、脳は筋肉のように酸素を貯蔵することができません。そのため、心臓が停止して脳に酸素を運ぶ血液の流れが止まると、脳は機能を停止し意識不明となります。しかも、回復しても後遺症が残ります。

　では、栄養の面ではどうでしょう。脳の栄養となるのはブドウ糖だけです。代わりとなる栄養素はありません。このブドウ糖が不足した場合、肝臓にあるグリコーゲンを分解してブドウ糖に変えたうえで消費します。さらに不足すると、筋肉のアミノ酸と脂肪細胞から放出されるグリセロールをもとに肝臓でブドウ糖を作って脳に送ります。しかし、ブドウ糖の量が多すぎると糖化によってアルツハイマー型認知症や脳梗塞になったりします。

　脳を元気にするものの1つに運動があります。脳にとっては、運動の中でも特に有酸素運動であるウォーキングがいいといわれています。有酸素運動は、脳の老化を遅らせたり、記憶力や集中力を高めたりする働きがあるからです。

高次脳機能障害

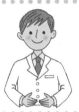

高次脳機能障害の多くは脳卒中の後遺症として現れますが、このほかにも頭部の打撲による損傷などをきっかけとしても脳機能障害は発症します。この疾患を発症すると、ものを覚えられない、気持ちを抑えられないといった症状のため、日常生活に多くの支障をきたすことになります。

 ## 原因

脳の働きは、下の図のように部位によって異なりますが、このうち情報を処理したり、指令を発したり、行動を制御したりする脳の働きを高次脳機能といいます。高次脳機能障害は、この働きをつかさどる脳の部位が、脳卒中などの疾患や外傷を受けることで引き起こされます。

● **側頭葉**

ウェルニッケ野で記憶や言語、聴覚野で音を認識、解析します。

● **前頭葉**

前面の前頭連合野で思考、判断、感情、創造などを、後方の運動野で体を動かすための指令を、ブローカ野で会話や発音をつかさどっています。

● **頭頂葉**

体性感覚野で温度や圧迫感など、皮膚や筋肉で感じたことを、頭頂連合野で空間や動きを認識、解析します。

● **後頭葉**

視覚からの情報を取り入れ、見たものの大きさ、形、色などを分析します。

▼脳中枢の部位と働き

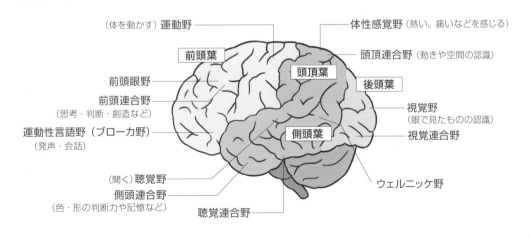

（体を動かす）運動野
前頭葉
前頭眼野
前頭連合野
（思考・判断・創造など）
運動性言語野（ブローカ野）
（発声・会話）
（聞く）聴覚野
側頭連合野
（色・形の判断力や記憶など）
聴覚連合野
頭頂葉
側頭葉
後頭葉
体性感覚野（熱い、痛いなどを感じる）
頭頂連合野（動きや空間の認識）
視覚野
（眼で見たものの認識）
視覚連合野
ウェルニッケ野

症状

　高次脳機能障害には認知機能障害と言語機能障害があり、認知機能障害として以下の症状が現れます。

●半側空間無視
・視力には問題がないのに、目にしている空間の半分に気がつきにくいため、自分の体やものに対して不注意になる。

●失認
・見えて聞こえているのに、それが何か理解できない。

●失行
・日頃できていた行為・行動ができなくなる。

●記憶障害
・ものの置き場所を忘れる。
・新しいできごとを覚えられない。
・同じことを繰り返し質問する。

●注意障害
・ぼんやりしていて、ミスが多い。
・2つのことを同時に行うと混乱する。
・一定時間、何事にも集中できない。

●遂行機能障害
・順序立てて一連の行為を行うことが難しい。
・一つひとつの段階ごとに指示や促しが必要となる。
・約束の時間に間に合わない。

●社会的行動障害
・興奮する、暴力を振るう。
・思いどおりにならないと、大声を出す。
・自己中心的になる。

　これらの症状により、日常生活または社会生活に制約がある状態が高次脳機能障害です（厚生労働省社会・援護局障害保健福祉部国立障害者リハビリテーションセンターHPより、一部改変）。

▼脳の言語中枢の部位と働き

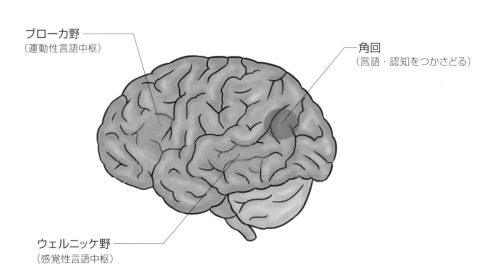

ブローカ野
（運動性言語中枢）

角回
（言語・認知をつかさどる）

ウェルニッケ野
（感覚性言語中枢）

言語障害の種類と症状

言語障害には、大脳の言語をつかさどる領域に異常が起き言葉が使えなくなる「失語症」と、運動機能の障害による発声発語器官（声を出すための器官）の問題で正しく発音ができなくなる「構音障害」とがあります。ただし、構音障害を厳密に言うと、運動障害性構音障害と器質性構音障害それに機能性構音障害の3種類があります。高次脳機能障害による構音障害は、運動障害性構音障害です。

●運動障害性構音障害

相手の話を聞いて理解することはできますが、発声発語がうまくできません。

したがって、文字による意思の伝達は可能です。

●失語症

失語症とは、大脳の言語中枢が損傷を受けて言葉を使う機能がうまく働かなくなる状態です。

言語中枢の部位は、前ページの図のように大脳半球の左脳にある前頭葉のブローカ野と側頭葉のウェルニッケ野、そしてその奥にある角回です。失語症の多くは、これらの場所が損傷することで発症します。

この失語症には、以下のタイプがあり、タイプによってそれぞれ特徴があります。

・運動性失語

前頭葉のブローカ野が損傷することで引き起こされる症状で、言葉の理解はできますが、発語がぎこちない状態です。右片麻痺を合併することが多く、抑うつ的傾向を示す場合があるのが特徴です。

また、その他の特徴として、ブローカ野は手足を動かす運動野と近いため、ほとんどの場合、右半身の麻痺を伴います。

・感覚性失語

側頭葉のウェルニッケ野という部位が損傷することで起こる症状で、言葉の意味が理解できなくなったり、意味不明な言葉を発したりします。ウェルニッケ野は運動野から遠いため、体の麻痺を伴うことはありませんが、右半身の感覚障害や視野障害を合併することがあります。

・失名詞失語

比較的軽度の失語症で、名詞の喚語困難のため言い換えや「あれ」「それ」などの代名詞を使用する特徴が見られます。多くの場合、体の麻痺はありません。

・伝導失語

相手の言葉を理解したり文字を読むことはできますが、話したり書いたりすると錯誤が多く見られます。自分で誤りに気づいて言い直そうとするのが特徴です。また、「書く」ときには、かなの「ハサミ」を「ハサキ」と書くなどの音韻性錯書（書き誤り）といった症状が見られます。

・全失語

脳の広範囲に損傷が及んでいる場合に発症する、重度の失語症です。相手の言葉が理解できない、まったく話すことができない、無意味な一語を発するなどの症状が見られます。多くの場合、右半身麻痺を伴います。

●日常生活に支障のある症状
❶話すことの障害
・喚語困難

頭では理解しているものの、人やものの名前が言葉として出てこない、失語症の代表的な症状です。言葉が出てこないために回りくどい言い方（迂言）になったりします。先の失名詞失語もこの症状の1つです。

・錯誤

　ケーキと言いたいのに饅頭（まんじゅう）と言ってしまうように、言いたいこととは別の言葉が出てしまう症状です。「ハサミ」を「サハミ」などという音韻性錯誤も見られます。

・ジャーゴン

　ジャーゴンとは、「わけのわからない発話」という意味です。この症状は、流暢（りゅうちょう）に話しているようでも、話している言葉はまったく意味のない単語や音のつながりであったりします。

・文法の障害

　話す言葉の順番がバラバラで、正しい文法となっていないので、聞く側は理解するのに苦労します。

・発音の障害

　構音障害のような、運動器官の麻痺などの運動障害がないのに、発音や話し方のリズムに障害が現れます。

❷聞くことの障害

　難聴ではないのに、聞いた言葉や文章が理解できません。

❸書くことの障害

　単語や文章を書くことが難しい状態です。自分の名前でもとっさには書けないこともあります。

❹計算の障害

　時計を見ても時刻がわからなかったり、簡単な計算ができなくなった状態です。

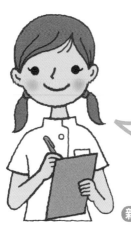

回復期のリハビリでは、在宅復帰とその人らしい生活を目指しています。

新人ナース

失語症検査

●失語症検査の種類

聞く、話す、読む、書くといった失語症のタイプや重症度の検査には、以下の3種類があります。

・標準失語症検査（SLTA）
・WAB失語症検査
・老研版・失語症鑑別診断検査（DDA）

以上のほかに、短時間で行えるスクリーニング検査があります。

上記の検査の中で、最も普及しているのが標準失語症検査（SLTA）です。

●失語症検査の目的

失語症検査は一般に聴く・話す・読む・書く・計算の検査項目からなり、次のような目的のために行われます。

❶失語症の有無、失語症の重症度、失語症のタイプを鑑別診断する。
❷定期的に施行することで、治療効果や自然回復について、経時的な言語能力の変化を把握する。
❸失語症のリハビリテーション計画を立てる際の情報を得る。

では、標準失語症検査の内容を詳しく見てみましょう。

●標準失語症検査（SLTA）の検査・評価

日本では、失語症の検査とその評価には、次ページに示した「標準失語症検査（SLTA）」が使用されています。この検査では、「聴く」「話す」「読む」「書く」の言語と「計算」の能力を検査・評価します。

検査は、26項目の下位検査で構成されていて、実施時間は重症度によって異なりますが、ほとんど60分以上で実施されます。

評価は、失語症患者さんの反応を6段階で判定します。上段部分では、26の下位検査の正答率をプロットしていきます。上辺を100%、下辺を0%とします。

この検査の場合、非失語症であれば全問正答に近い結果が得られます。

●短時間でのスクリーニング

なお、看護師が短時間で患者さんの失語症をスクリーニングする場合は、以下の項目を観察して理解力や状況判断力などの情報を収集します。

・発話（自分の名前やものの名称、文の復唱などができるか）
・聴覚的理解（いくつか並べられたもののうち、名称を聞いてそのものを指差しできるか、操作指示を理解しているか）
・文字言語（文字を書いたり、読んだりできるか）

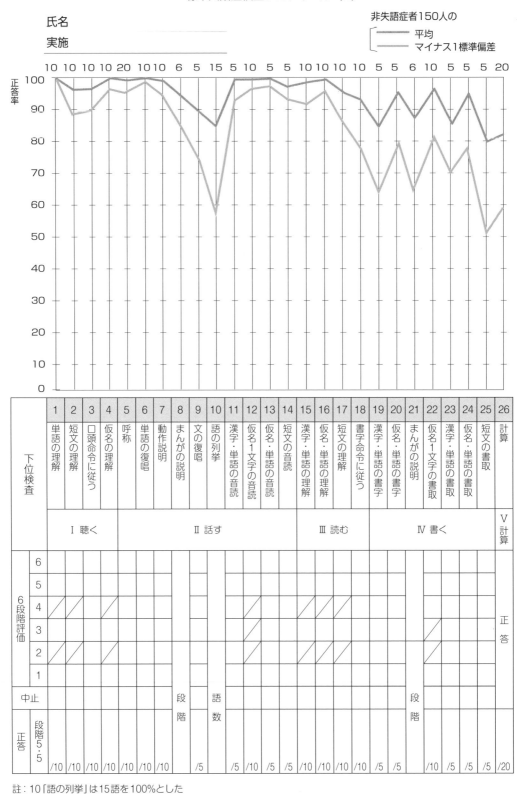

標準失語症検査プロフィール（A）

氏名

実施

非失語症者150人の
　── 平均
　── マイナス1標準偏差

註：10「語の列挙」は15語を100%とした

高次脳機能障害のリハビリ

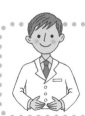

高次脳機能障害のリハビリは、主として言語障害に対する機能回復を目指しますが、筆談や五十音のボードの文字を指で示すなど、保たれている能力を有効に活用できる方法を身につけることも、代償手段として重要です。

✚ 高次脳機能障害のリハビリの特徴

高次脳機能障害のリハビリ訓練は、治療の一環として実施されます。

各障害に対して、どのような問題があるのかを見るために、まず聞き取りと各種検査を行います。特に行為・動作の障害の場合は言語化できませんし、また本人は認識していない場合が多いので、本人や周囲の人からの聞き取りが大事です。

どんな場面で困っているのか、あるいは本人は困っていないが周りが困惑しているのかを聞き取ります。その検査を通じて障害の特徴を明らかにしたのち、リハビリ訓練を実施します。

障害の内容に応じてリハビリの方法は異なります。一般に簡単な課題から始め、徐々に複雑な課題へとレベルを上げていき、それを実生活で試していくという方法が最もよく用いられています。

失語症における発話の訓練では、ものの名前の繰り返しや、よく使うものの呼称から始め、徐々に文章の練習へと進めていきます。

たとえ体の機能が発症前と同じ状態に戻らなかったとしても、残された機能を強化して代償することが可能です。

例えば記憶障害の方では、何回もメモをとるようにして、常にメモを見る習慣をつけるなどの訓練をしますし、半側空間無視の方では、お膳の左側の料理を認識していない場合は、左側にも料理があることを気づくように促します。

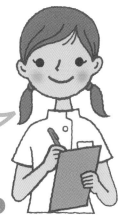

障害で失われた機能は、残存機能による代償手段の獲得が大切なリハビリとなります。

新人ナース

認知機能障害のリハビリ

　高次脳機能障害で現れる症状は、前項で述べたように認知機能に障害が起こる場合と、言語機能に障害が起こる場合があります。

　ここでは、最初に以下の認知機能障害についてのリハビリを取りあげます。

●半側空間無視

・検査

神経心理学的検査：

　　BIT（Behavioural Inattention Test）、

　　抹消検査、模写検査

・訓練

車いすの左ブレーキを忘れる方には、ブレーキ操作のとき「ブレーキ右・左」と声に出して行うなど、ADLでの障害を繰り返し練習。

●失認

・検査

神経心理学的検査：標準高次視知覚検査

・訓練

コップなどの日用品を手渡してその名前を復唱させたり、用途の質問や特徴をできるだけ多く挙げてもらう。

●失行

・検査

神経心理学的検査：標準高次視知覚検査

・訓練

平仮名カードでの読み取り学習やおはじきを使っての数の練習。

●記憶障害

・検査

全般的記憶検査：WMS-R（ウエクスラー記憶検査）

言語性記憶検査：三宅式記銘力検査

視覚性記憶検査：ベントン視覚記銘検査、

　　　　　　　　Rey複雑図形検査

・訓練

日めくりカレンダーの導入や日記の作成、必須事項をメモに残す訓練。

●注意障害

・検査

神経心理学的検査：CAT（標準注意検査法）、

　　TMT（Trail Making Test）、PASAT、

　　7シリーズ、数唱

・訓練

注意力が続く時間を伸ばすための反復練習、例えばパズル／トランプ／間違い探しなどの課題を一定の時間内で解く練習、数字の点むすびや図形の模写など継続性のある課題を中心とした訓練。

●遂行機能障害

・検査

神経心理学的検査：

　　BADS（遂行機能障害症候群の行動評価）、

　　WCST（ウィスコンシンカード分類課題）

・訓練

解決方法や計画の立て方を一緒に考える訓練、マニュアルを利用して手順どおりに自分で作業を遂行する訓練、スケジュールで枠組みをして行動をパターン化する訓練、遂行結果のフィードバックを行う訓練など。

●社会的行動障害

・検査

神経心理学的検査：ABS適応行動尺度、

　　S-M社会生活能力検査、

　　WOOD法（行動、情緒のチェック表）

・訓練

他のリハビリとは異なり一定の行動を反復練習するというものではなく、症状が出た場合にどう対処すべきかを本人と一緒に考えて訓練する。

・半側空間無視の場合

ドーナツに色を塗るという課題に対して半分しか色塗りされていないので、「半分残っていますよ」と指摘することで、右半分が見落としがちであることを自覚してもらいます。このアドバイスを続けることで、患者さんが右に注意を向けようと考えるようになります。

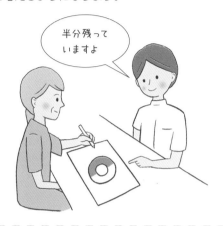

・失行の場合

傘の開き方がわからない場合は、傘の開き方の手順を動画や図解などで見せ、開き方の手順を繰り返し練習します。

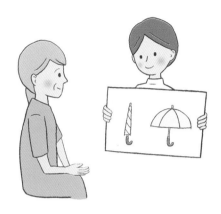

言語障害のリハビリ

言語障害のリハビリは、治療と同様にその症状と重症度によって方針が決定され、具体的な訓練へと進みます。その訓練は大きく、意思疎通に必要な言語・会話能力の回復、および意思疎通を支えている発声・発音器官の回復という2つのアプローチとなります。

これらの言語障害のリハビリは言語聴覚士（ST）によって進められます。

● 構音障害の場合

構音障害は、言葉を話すときに使う筋肉の麻痺や筋力低下があるため、声が出なくなったり、ろれつが回らなくなったり、特定の音が出せなくなったりするものです。軽度の場合は、単語や文を繰り返し発することで、顔の筋肉や舌をどう使えば正しく発音できるかを再習得することができます。

そのため、療法士の口の形をまねて声を出したり、文章を音読する訓練を行います。呼吸法から口の開閉と発声までを練習します。

・腹式呼吸訓練

呼吸は、腹式呼吸でまず鼻から息を吸ったあと、口から吐く息をゆっくり出すようにします。

・音読訓練

声を出しやすい姿勢をとり、出す声の大きさや長さを自由に変えられるように練習します。

・口唇の筋力訓練

口の開閉を行う運動や唇、舌、頬の筋肉を動かして筋力を鍛え、話したい言葉をはっきり話せることを目指します。
➡ パタカラ体操　p.106

以上の練習のあと最終的には自由に会話することで、話し方の速度や調子、韻律がスムーズにできることが目標です。

構音障害は、「話す」のみの障害ですから、代償として文字による意思の伝達をする方法もあります。

失語症の言語訓練

● 急性期

脳卒中を発症すると、多くの患者さんが程度の差はあれ言語障害を経験します。しかし、言語障害は、早期に適切なリハビリを行えばある程度の回復が見込まれます。そのため、発症後はできるだけ早く言語聴覚士が関わり、まず患者さんの孤独感を防止し不安を和らげるために、言語能力を大まかにつかみ、入院生活で不自由しない程度の意思伝達をする工夫がなされます。

● 回復期

失語症評価表などに基づき、患者さんの言語障害のレベルに合わせて個別に課題を設定し、体系的な訓練を行います。基本的には、日常生活を行ううえで必要な言語機能の回復を図る言語聴覚訓練です。

・軽度の場合

「話す」「聞く」「書く」では、低頻度の単語やまとまった文章の書き取り、音読、要約、作文の練習のほか、計算などの練習を行います。

・重度の場合

高頻度の単語や2文節程度の平易な文を課題として設定します。そのほか、見たり聞いたりして言語刺激を受けることがリハビリとして有効ですので、例えば、絵を見て言葉で答えるとか、絵の描かれたカードを机に並べて「コップはどれですか、指で差してください」といった練習を行います。

一般的に、音声での応答が困難な患者さんとの会話には、音声での会話の代わりに言葉を絵や文字で表した「会話ノート」が広く使用されています。

● 維持期（生活期）

退院後の家庭生活や社会復帰をスムーズにするためには、回復した言語機能を後退させないよう積極的に日常会話をすることが大切です。こうした退院後の言語機能、能力の維持とQOLの改善は、家族に対する指導で行われるほか、地域包括支援センターや通所リハビリなどへも支援の依頼をするようにします。

退院するにあたっては、身体機能の回復状態を把握する必要があります。

退院後の在宅での介助の必要度をはかる目安として用いられているのが、以下のバーセルインデックスとFIMという指標です。いずれも日常生活における身体機能を定期的に評価し、評価指標の改善で回復状態を把握します。

● バーセルインデックス

バーセルインデックス(Barthel Index：機能的評価)とは、日常生活活動 (ADL) の10項目を、それぞれ自立、部分介助などの数段階の自立度で評価する方法です。基準となる項目が具体的に設定されており、理解しやすく簡単なため、広く使用されています。➡退院指導　p.119

▼失語症の場合

リンゴ

▼ペグボードを利用した指先の訓練

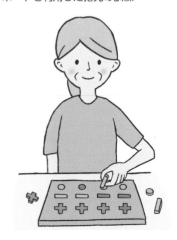

▼バーセルインデックス（Barthel Index：機能的評価）

		点数	質問内容	得点※1
1	食事	10	自立、自助具などの装着可、標準的時間内に食べ終える	
		5	部分介助（例えば、おかずを切って細かくしてもらう）	
		0	全介助	
2	車いすから ベッドへの 移動	15	自立、ブレーキ、フットレストの操作も含む（非行自立も含む）	
		10	軽度の部分介助または監視を要する	
		5	座ることは可能であるがほぼ全介助	
		0	全介助または不可能	
3	整容	5	自立（洗面、整髪、歯磨き、ひげ剃り）	
		0	部分介助または不可能	
4	トイレ動作	10	自立（衣服の操作、後始末を含む、ポータブル便器などを使用している場合はその洗浄も含む）	
		5	部分介助、体を支える、衣服、後始末に介助を要する	
		0	全介助または不可能	
5	入浴	5	自立	
		0	部分介助または不可能	
6	歩行	15	45m以上の歩行、補装具（車いす、歩行器は除く）の使用の有無は問わず	
		10	45m以上の介助歩行、歩行器の使用を含む	
		5	歩行不能の場合、車いすにて45m以上の操作可能	
		0	上記以外	
7	階段昇降	10	自立、手すりなどの使用の有無は問わない	
		5	介助または監視を要する	
		0	不能	
8	着替え	10	自立、靴、ファスナー、装具の着脱を含む	
		5	部分介助、標準的な時間内、半分以上は自分で行える	
		0	上記以外	
9	排便コント ロール	10	失禁なし、浣腸、坐薬の取り扱いも可能	
		5	ときに失禁あり、浣腸、坐薬の取り扱いに介助を要する者も含む	
		0	上記以外	
10	排尿コント ロール	10	失禁なし、収尿器の取り扱いも可能	
		5	ときに失禁あり、収尿器の取り扱いに介助を要する者も含む	
		0	上記以外	
			合計得点※2(/100点)	

※1　得点：0～15点。
※2　得点が高いほど、機能的評価が高い。

● FIM（機能的自立度評価法）

　FIMとは「Functional Independence Measure（機能的自立度評価法）」の略称です。人の動作レベルを細かく評価し、適切な治療や訓練につながるように考えられたADL評価法です。機能回復の程度がわかりやすい点に特長があり、国内だけでなく、世界の医療・介護分野で広く用いられています。

▼FIMによるADL評価
・「運動ADL」13項目と「認知ADL」5項目で構成
・各7～1点の7段階評価（合計：126～18点）

自立	7点	完全自立
	6点	修正自立
部分介助	5点	監視
介助あり	4点	最小介助
	3点	中等度介助
完全介助	2点	最大介助
	1点	全介助

運動ADL													認知ADL				
セルフケア						排泄		移乗			移動		コミュニケーション		社会認識		
食事	整容	清拭	更衣（上半身）	更衣（下半身）	トイレ動作	排尿コントロール	排便コントロール	ベッド・椅子・車いす	トイレ	浴槽・シャワー	歩行・車いす	階段	理解（聴覚・視覚）	表出（音声・非音声）	社会的交流	問題解決	記憶
計42～6点						計14～2点		計21～3点			計14～2点		計14～2点		計21～3点		
運動項目　計91～13点													認知項目　計35～5点				
合計126～18点																	

脊髄損傷

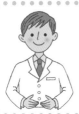

脊髄は脳と体を結ぶ神経の束であり、脳からの指令を手や足などの末梢に伝えたり、末梢からの信号を脳へ伝える大切な役割を持っています。外圧などによって脊髄に損傷を受けることで、運動・感覚・自律神経系に機能障害をきたすことを脊髄障害といいます。

原因

脊髄損傷の原因は、交通事故や転落、転倒といった外傷的なものが最も多いのですが、高齢者の場合、加齢によって脊髄の通る管が細くなって機能に支障をきたしたり、小さいケガを負うことで発症することもしばしばあります。

脊髄と神経のしくみ

脊髄は、次ページの図のように背骨に沿う形で数多くの神経が集まっている組織です。図は脊髄の部位、右の表は各部位の損傷程度により、働く筋肉と可能な運動機能、日常生活活動（ADL）との関係を示したものです。右の表で、完全麻痺とはC3頸髄レベルより高位で四肢すべてが麻痺し、人口呼吸器を必要とする状態です。

脊髄損傷を体の動きから大まかにグループ分けしてみます。

頸髄損傷による完全四肢麻痺、頸髄損傷による不全四肢麻痺、胸腰髄損傷による完全対麻痺、胸腰髄損傷による不全対麻痺です。完全麻痺は運動・感覚いずれの機能も失われた麻痺、不全麻痺は運動・感覚のどちらかが多少とも残っている麻痺を指します。

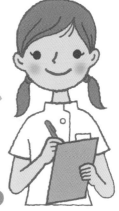

少しでも患者さんにリハビリは楽しいと思ってもらえるよう、明るく元気に接することを心がけています。

新人ナース

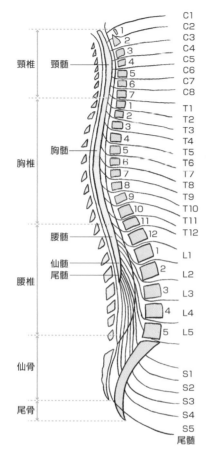

右表のZancolli（ザンコリィ）の分類は、「上肢に整形外科的機能再建術を行うための指標」として作成されたものです。頸椎損傷の各髄節を細分化してあるので頸椎損傷の機能評価にも利用されています。特に、改良型はC5からC7にかけての麻痺筋について細分化した分類を示しています。

▼改良Zancolli分類（頸椎損傷のレベル判定法）

髄節	運動の状態、支配筋の機能評価	期待できる生活状況
C1, 2	僧帽筋、胸鎖乳突筋など。頸部筋0	24時間人工呼吸利用
C3	頸部筋は動くが、横隔膜は完全麻痺	睡眠時のみ人工呼吸利用
C4	横隔膜は動くが、三角筋0	チン（あご）コントロール式電動車いす利用
C5A	上腕二頭筋1から3	電動車いす利用、全介助
C5B	上腕二頭筋4、5	普通車いす利用、全介助
C6A	手根伸筋1から3	部分介助
C6B1	手根伸筋4、5で上腕三頭筋0	なし
C6B2	手根伸筋4、5で上腕三頭筋1から3	移乗動作可能
C7A	上腕三頭筋4、5	車いす利用の日常生活動作ほぼ自立
C7B	指伸筋3以上	なし
C8	指屈筋3以上	車いす日常生活動作自立
T1	骨間筋3以上	尿路障害のみ

※頸椎損傷のレベル判定を、8筋（僧帽筋、胸鎖乳突筋、三角筋、上腕二頭筋、指伸筋、指屈筋、骨間筋）の徒手筋力テストで明確にできるようにした。
※上位髄節で可能なことは下位髄節で可能。
※上肢機能判定用のものなのでT1以下の運動機能判定は別の方法で行う。
（大阪府/脊髄損傷についての基礎知識・病態/疾患と機能障害のようすと対策）

症状

　脊髄が損傷すると、損害を受けた部位によって右に示す症状が現れます。なかでも脳に近い場所での損傷は手足を含む広範囲に障害を及ぼします。首の部分の障害では手足（四肢）の麻痺となり、首より下の脊髄損傷では下肢の麻痺（対麻痺）などの症状です。排尿や排便がうまくできないといった直腸膀胱障害がある人も多くいます。

・運動麻痺、感覚障害
　－手足のしびれ、動かなくなる
　－手足の感覚がなくなる
・排尿・排便障害
・呼吸障害
・自律神経症状
　－自律神経過反射
　－起立性低血圧

検査

　脊髄損傷では、右に示す検査で、損傷が生じている部位を特定します。

・レントゲン検査
・MRI検査
・血液検査
・喀痰検査
・排尿・排便検査

治療

　脊髄損傷の治療では、発症後も損傷が大きくなったり、不用意に損傷部位を動かしたりすると、症状が悪化することがあります。そのため、できるだけ早く右に示す治療処置が必要となります。

・脊椎の固定
・脊髄の圧迫を解除する除圧術
・合併症の予防のための手術

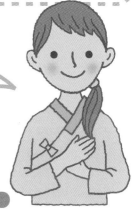

うまくしゃべれないので不安でしたが、看護師さんが根気よく聞いて対応してくれるので安心です。

患者さん

脊髄損傷のリハビリ

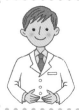

多くの障害のリハビリでもいえることですが、特に脊髄損傷のリハビリは、急性期では状態を安定させ、損傷を最小限に抑える必要から治療の一環として行われます。そのため、急性期のリハビリは回復期以降のリハビリとは、その内容や方法が大きく異なります。

急性期のリハビリ

脊髄損傷は、損傷レベルにより症状が様々です。首より上の脊髄損傷の場合、呼吸困難を引き起こす肺炎、動かないことによる褥瘡や関節拘縮などの二次的な合併症も考慮しなければなりません。そのため、急性期のリハビリでは呼吸の訓練や褥瘡予防となる頻繁な体位変換、関節が硬くなるのを防ぐ関節可動域訓練などを行います。

体の向きや姿勢を変えることで、筋が短縮しないようにストレッチしたり、関節が硬くならないように動かす機会にもなります。

その後の移動する機能に対するリハビリは、ベッド上での座位から始まり、その次は寝返りなど体の向きを変える練習に移ります。自力で体を起こせるようになれば、ベッドから車いすに移る「移乗動作」の自立が目標になります。

急性期に留意すべき点として、脊髄損傷では特にベッドからの起き上がりに時間をかけると血圧降下を招くので、早期から短時間でできるように訓練しつつ、徐々に長く座位を保てるようにします。

また、急性期では、今後予想される障害に向けた対応についてのリハビリも求められます。

➡体位変換　　　　p.97
➡関節可動域訓練　p.98

車いす移乗の介助

脊髄損傷の場合は、多くは車いすでの移動となりますが、障害レベルに応じて車いすへの移乗方法を選択しなければなりません。障害の程度によっては自力で移乗する場合もありますし、患者さんの安全性や介助者の負担を考慮して電動リフトなどの機械を使用するケースもあります。

残存機能がよい脊髄損傷の患者さんの場合は、ベッドから車いすにひとりで移れるかが大切なポイントとなります。車いすとベッド、車いすとトイレなどの移乗動作がひとりで行えるかどうかは、退院後の在宅の生活を送るにあたって周囲の環境や人たちなどに大きく関係してくるからです。

車いすから車への移乗動作が可能か、さらに車いすを車に積み込めるかが、社会復帰の際の行動範囲に大きく影響します。ほかにも、座位保持時間の長期化に伴い、褥瘡の自己管理能力を身につけることも大事になります。

　頸髄損傷の場合は、移乗動作の自立が困難なケースが多く、場合によっては2人がかりで介助したり、リフトを使用した移乗を行います。

● **ベッドから車いすへの部分介助（トランスボードの利用）**

❶上肢を体の上に乗せ、ベッドの背もたれをゆっくり起こします。

❷車いすのアームレストを外し、両手で体を支えます。

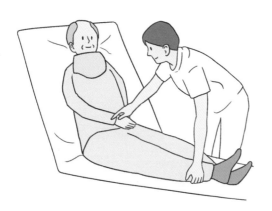
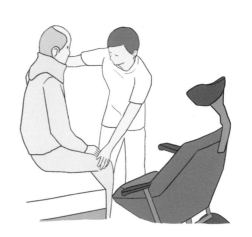

❸車いすの座面に渡したトランスボードを臀部の下へ入れ、臀部を横に滑らせるように移乗させます。

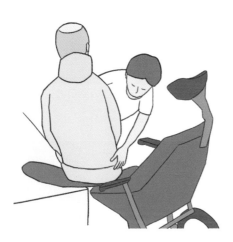

脊髄損傷の患者さんは、どうしても介助が必要なので、できるところは自分でやってもらえるよう努めています。

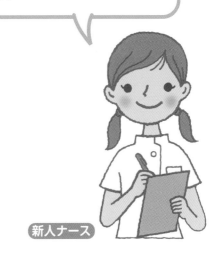

新人ナース

　胸部、腰部損傷の場合は、手の機能が保たれているため、自力での移乗動作が可能です。このとき、腕で体を支えてお尻を持ち上げる動作ができるかを観察することが大切です。

● **自力でベッドから車いすへ**

❶車いすを45度の角度でベッド脇に寄せ、ブレーキをかけておく。患者さんは、端座位の状態で両手でベッド枠と車いすのアームレストをつかみます。

❷患者さんは両手で体を持ち上げて移乗する。介助者は患者さんがバランスを保てないときなどに手助けをします。

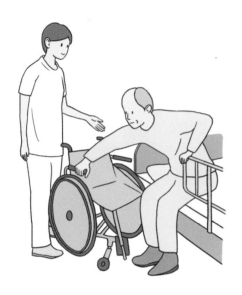

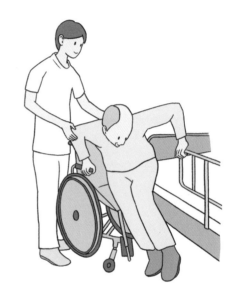

❸車いす移乗後に臀部の位置を修正する場合は、臀部を一度持ち上げて位置を整える。最後に片足ずつフットレストへ乗せます。

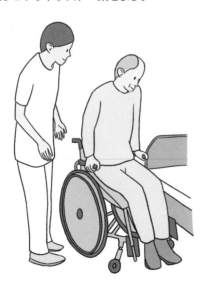

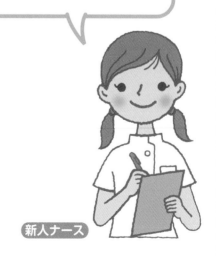

患者さんが少しでも受傷前の機能を獲得できるよう支援したいです。

新人ナース

● 自力で車いすからベッドへ

❶車いすをベッドに直角につけ、両足をベッドに乗せます。

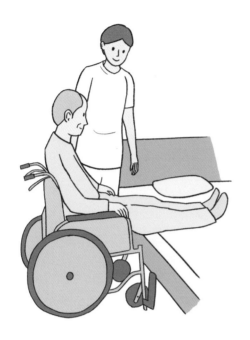

❷臀部を持ち上げ、そのままベッドへ向けて前へ進めます。

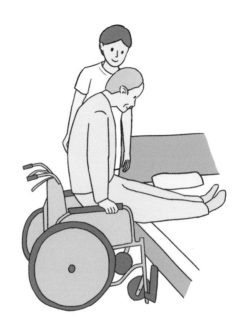

❸臀部がベッドまで移動したら、片足ずつ持ち上げて座位方向を変え、ベッドで横たわる姿勢をとります。

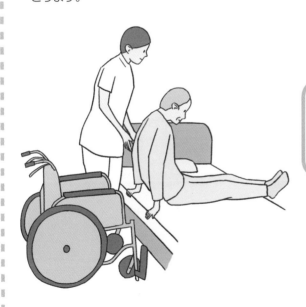

退院後の生活に向けて、できるだけ自立できるような目標を考え、毎日のリハビリでできることを少しずつ増やしていくようにしています。

新人ナース

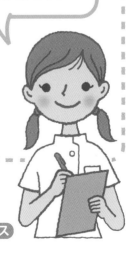

回復期のリハビリ

　状態が安定する回復期では、積極的なリハビリ治療に移ります。

　両足に麻痺がある場合は、足を使用しなくても移動できるように、腕の筋力アップ訓練が必要です。その場合、長座位（足を投げ出して座る）の獲得が重要です。両手足の麻痺では、手に残された機能を使って食事や着替え、車いすなどの動作に対する訓練や工夫が必要となります。また、装具や杖などの補助具を使っての歩行訓練も行います。

　脊髄損傷の運動レベルと日常生活の目安を、下の表に示します。

▼脊髄損傷の運動レベルと日常生活活動（ADL）

運動レベル	カギとなる機能残存筋	日常生活の目安
C3以上	胸鎖乳突筋、僧帽筋	全介助、呼吸器使用
C4	横隔膜	全介助、一部食事は装具を用いて可能
C5	三角筋、上腕二頭筋	装具、補助具を用いて食事、整容が可能。電動車いす、平地での車いす駆動が可能
C6	橈側手根伸筋	更衣、自己導尿、ベッドと車いすの移乗、車いす駆動、自動車運転が可能
C7	上腕三頭筋、指伸筋	日常生活全般は一部介助〜ほぼ自立。車いす駆動、移乗、入浴可能
C8〜T1	指屈筋群、手内筋	普通型車いすでADL自立
T12	腹筋群	長下肢装具とクラッチで歩行可能、実用には車いす
L3〜4	大腿四頭筋	短下肢装具（＋杖）で実用歩行可能

出典：http://kompas.hosp.keio.ac.jp/sp/contents/000159.html

●ADL訓練

　上肢の障害が重度の場合であっても早期から取り組む課題が食事です。その方の上肢の機能に合った機器や自助具を選定し、実際の食事場面で練習します。

　腕が上がらない人の場合は、右の図のように上肢装具を用います。スプリングバランサーが上腕の重さを支え、手にはユニバーサルカフを使ってスプーンの把持を補助することで、自分で好きなものを食べられるように支援しています。

　また、右下の図のコックアップスプリントは、（テノデーシスアクションを活用して）、手関節を背屈することで、MP関節やIP関節の屈曲を誘発し、指間に物をはさんで固定する方法により把持機能を代用して、ペンや歯ブラシなどの道具を握る際に用います。

▼スプリングバランサーとユニバーサルカフを使った食事

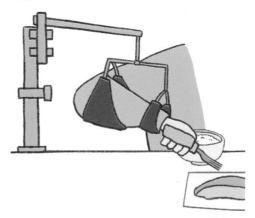

▼コックアップスプリント

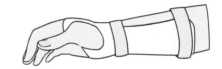

装具

麻痺や拘縮などの手足の障害に対して、局所の固定、変形の予防や機能の補助を図るため、体の一部を外部から支える装具が用いられることがあります。

脊髄損傷のリハビリでは、体幹装具、上肢装具、下肢装具などを、以下のような目的のために使用します。

低下した筋力を補助する「支持」、可動域制限や異常可動性を持つ関節をできるだけ正常な動きに近づける「矯正」、傷つきやすくなった部位を外力から守る「保護」、感覚障害によって破綻したボディイメージを補完する「代償」などがその目的として挙げられます。

▼重錘バンドによる筋力アップのトレーニング

● 筋力アップのトレーニング

頸髄損傷者の多くの方は、ダンベルの代わりに手首に重錘バンドを巻きつけて上肢のトレーニングを行います。負荷量にもよりますが、重錘バンドを使用したトレーニングではアウターマッスルの強化が期待できます。

重錘バンドは装着が簡単であり、定量の負荷でトレーニングをすることができるため、適切な負荷量を設定しやすく、トレーニング効果を実感しやすい道具の1つです。

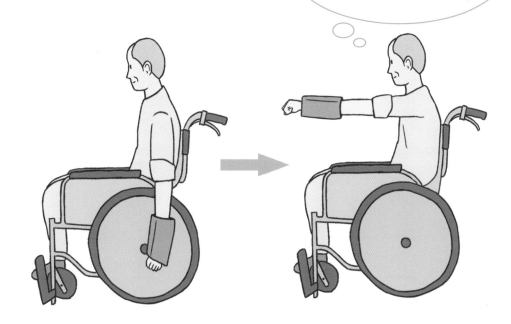

腕を真下に下げた状態から体の正面までまっすぐに上げます。肘はなるべく伸ばして、手のひらが下を向くようにします。

排尿・排泄にまつわる支援

水分摂取量と尿量の確認を行い、作業療法士と連携して導尿方法や道具の検討、生活に合わせた排尿時間の調整を行います。

規則的な排便をすることで、今後の生活スケジュールが立てやすくなります。まずは、排便の間隔、便の性状、失禁の有無などの確認をし、その方に合った下剤や排便方法を検討します。

ただし、脊髄損傷の場合、便通が悪くなる患者さんが多く、自分で座薬を入れるための道具やお尻に手が伸ばせないので、これを補うリーチャーが必要です。

また、長座位での着替え動作訓練、便座や浴槽へ移動する動作訓練（プッシュアップを用いた形です）もあります。導尿の器具の取り付けも自立できるように、コックアップスプリントやユニバーサルカフを用いて、工夫する訓練なども行います。

▼リーチャー

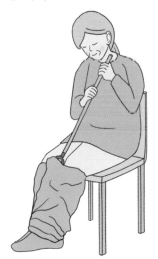

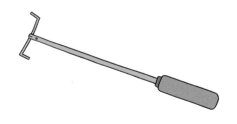

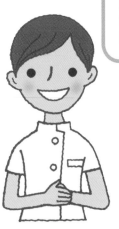

回復期でのリハビリでは、患者さんが回復していく姿を間近で見られることが看護師の大きな魅力です。

先輩ナース

chapter 3

呼吸器・循環器系疾患と リハビリ

ここでは、呼吸器の疾患として慢性閉塞性肺疾患、
循環器系疾患として虚血性心疾患である心筋梗塞を取り上げています。
これらの疾患に対するリハビリに共通するのは、
心肺という臓器のリハビリではなく、全身的に広く
包括的に行われるものである点です。

慢性閉塞性肺疾患
（COPD）

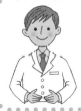 慢性閉塞性肺疾患（以下COPDという）は、呼吸器官である気管支や肺が炎症を起こす病気の総称です。気管支や肺が炎症を起こすと、呼吸がうまくできず体に酸素を取り込めないため、体を少し動かしただけでも息切れや息苦しさを感じます。

原因

　人は呼吸器官によって酸素を体に取り込み、二酸化炭素を体外に排出しています。しかし、長年の喫煙習慣や加齢によって、気管支の内腔が狭くなったり肺活量が低下することで、体に十分な酸素を取り込めなくなって、少しの運動でも息切れをし、動けなくなってしまいます。

▼呼吸器官の構造

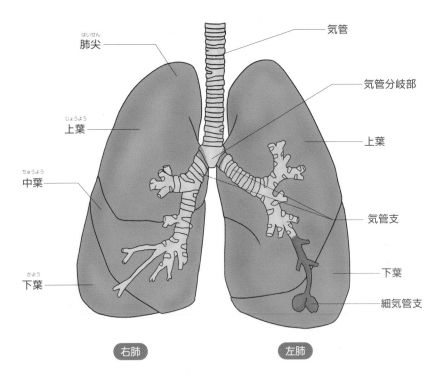

気管

肺尖（はいせん）

気管分岐部

上葉（じょうよう）

上葉

中葉（ちゅうよう）

気管支

下葉（かよう）

下葉

細気管支

右肺　　　左肺

症状

・風邪でもないのに咳や痰が続く
・起床時に咳き込む
・階段の上り下りで息切れがする
・食欲不振、体重減少、浮腫

検査

COPDの診断には、以下の肺機能検査を行います。

・血流ガス検査（動脈血の中の酸素不足の進み具合を測定）
・パルスオキシメーター（動脈血の中の酸素飽和度〈SPO$_2$〉を測定）

・6分間平地歩行テスト（直線の廊下を6分間歩いたときと安静時の酸素飽和度の比較テスト）
・スパイロ検査（肺活量および息を吐くときの空気の通りやすさを測定）
・胸部X線検査
・CT検査（体の内部を輪切りにした断面の画像を見る検査）

▼パルスオキシメーター

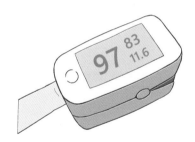

▼スパイロ検査

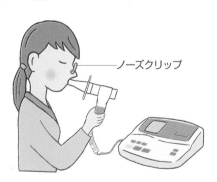

ノーズクリップ

リハビリ治療

COPDのリハビリは治療も兼ねているので、様々な療法を併用したリハビリが行われます。

●薬物療法
COPDの薬物療法では、狭くなった気管支を広げる気管支拡張薬が中心となります。そのほか、必要に応じて、痰をとる去痰薬、咳止めの鎮咳薬、感染症を防ぐ抗生物質などが使われます。重症の場合はステロイドを使用します。

以下は、COPDの薬物療法に使われる主な薬剤です。

・β_2刺激薬
・メチルサンチン
・抗コリン薬
・テオフィリン
・去痰薬
・ステロイド薬

慢性閉塞性肺疾患（COPD）のリハビリ

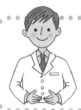

COPDのリハビリは治療の一環であり、呼吸器系の障害を持つ人が少しでも活動的な生活ができるように、呼吸機能を改善して自立できるようにすることを目的としています。

COPDのリハビリ目的

COPDを発症すると、動くと息苦しくなるので日常生活でも安静にしてしまいがちです。体を動かさないことにより筋力が弱って持久力も低下し、軽い動作でも息切れを起こしやすくなります。COPDのリハビリの目的は、この息切れの悪循環を防ぎ、呼吸機能の改善と将来のリスクを低減することにあります。

ADLの中でできるだけ安楽で負荷をかけない動作や姿勢の確保の方法なども指導します。座位や立位はもちろんですが、物の置き場、入浴や排泄時の動作、休息のタイミング、苦しいときの姿勢の工夫などの指導も必要です。

そのほか、呼吸に関連する筋にオーバーワークがかかることにも配慮したストレッチ、筋力低下を防ぐ方法や、労作性を上げない運動も指導します。

次項で取り上げている口すぼめ呼吸の前後には、顔面筋や頭頸部のマッサージ、背臥位での休息等も大切です。

COPDにおいても急性期（入院時）と回復期（在院時）では、リハビリの種類が異なってきます。

急性期（入院時）

急性期のリハビリでは、以下のような呼吸法の練習を行います。最初はベッドに寝た状態や座った状態で行い、徐々に立っているときや歩くときにもこの練習を取り入れるようにします。

口すぼめ呼吸

口すぼめ呼吸は、低酸素血症の人でもわずかですが取り込む酸素の量が増えることがわかっていて、COPD治療の呼吸理学療法として用いられています。これは、口をすぼめて息を吐き出すことで、気管支が広がり楽に呼吸ができるようになる、というものです。口すぼめ呼吸は以下の要領で行います。

❶軽く口を閉じ、鼻から息を吸い込みます。

❷吸うときの倍くらいの時間でゆっくり息を吐き出す。このとき、顔の前に約30センチ離して手をかざし、その手のひらに向かって息を吐くのがポイントです。

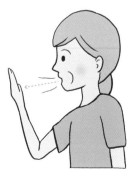

腹式呼吸

腹式呼吸は、横隔膜を意識して動かすことで効率よく呼吸する訓練法です。

・寝た状態

左手を胸に右手を腹部に置き、鼻から息を吸ってお腹をふくらませ、口すぼめの要領で口から息を吐きます。

・座った状態

背筋を伸ばし、前かがみで右手をみぞおちに置いて鼻から息を吸い、吐くときは腹部の手を上に向けて軽く圧迫します。

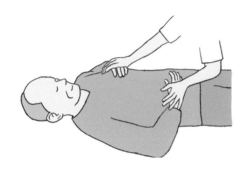

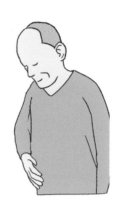

排痰法

痰は、吸い込んだ空気中の細菌やちり、体内の分泌物が気道の粘膜に付着したものです。体調不良になると分泌物が増えて咳払いをするようになり、やがて痰を伴う咳が出ます。痰の量が多くなると気道が狭くなり息切れが起きやすくなります。これを防ぐために、ここで述べる排痰法を身につけておくことが必要です。

自分で動ける場合は、深呼吸や両手を上げるバンザイ体操などを行って、胸郭を広げてあごを引くだけでも気道が広がり、痰が出やすくなります。それでも排痰できない場合は、以下の方法があります。

❶数回、深呼吸をしたあと、2回くらい口から勢いよく息を吐き出し、胸を圧迫します。

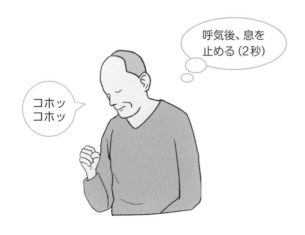

呼気後、息を止める（2秒）

コホッコホッ

❷その後、強めに咳をするが、咳が出ない場合は
同じ動作を繰り返します。

一方、動けない患者さんの場合は、療法士が胸部マッサージで排痰ケアを行います。

息を吐くときに胸部を軽く押し上げ、痰を上部に移動させて出やすくします。寝たきりの場合は、背中側に痰がたまりやすいので、うつぶせにして背中を押して痰を出しやすくします。

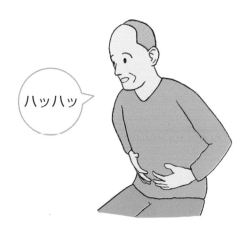

ハッハッ

回復期

　急性期の症状が安定してきたら、日常生活活動の援助のほか、以下のような運動療法やストレッチ、筋力トレーニングのリハビリを行います。

　気分転換の大切さ、食事の際の労作負荷軽減、洗顔などの立位での負荷軽減といった指導も必要です。

日常生活活動の援助

●ベッドからの起き上がり

❶息を吸いながら横向きになり、ベッドから足を
下ろします。

❷息を吐きながら、片手で身体を支え上半身を前
に倒すようにして起き上がります。

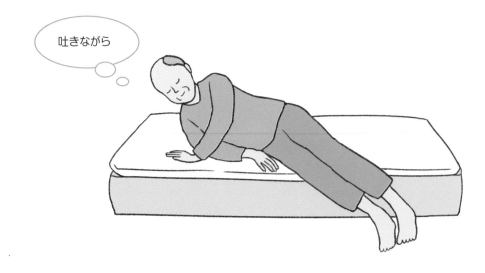

吐きながら

● ベッドからの立ち上がり ➡p.100

❶息を吸いながら、両手で上半身を少し持ち上げて膝を軽く曲げます。

❷息を吐きながら、足に重心をかけながら立ち上がります。

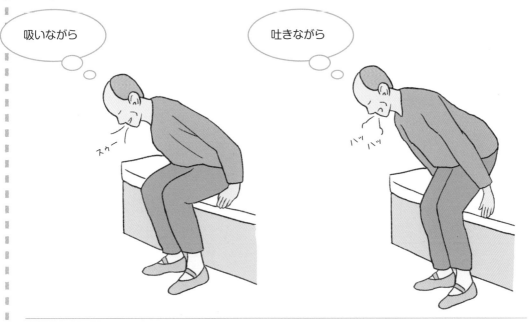

吸いながら

スゥー

吐きながら

ハッ ハッ

➡更衣　p.113

● 歩行・階段上り下り

　歩行も階段の上り下りも、はじめは同じテンポで息を吸って吐くといった呼吸法で、徐々に息を長く吐きながら距離を伸ばしていきます。

● 排泄

　通常、排便時には息を止めることが多いので、COPDの場合は息切れや呼吸困難を誘発する恐れがあります。そのため男性でも座位をとり呼吸を整えることが大切です。

✚ 退院に向けて

　退院に向けては、リスク回避はもちろん大事ですが、積極的な生活に向けてIADL（手段的日常生活活動➡p.96）の拡大を図るための指導が重要です。また、退院に向けての指導では、1日の生活時間全体のプログラム作成、その中での労作量の見直しなども欠かせません。

退院後も通院できるし、在宅でのリハビリも訪問指導してくれるので安心しています。

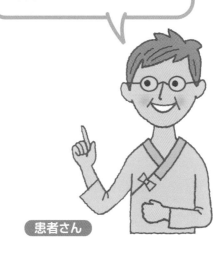

患者さん

ストレッチ

呼吸器疾患の場合は、胸部の筋肉が硬くなって十分に作動していないことが多く、そのまま運動などをしても息苦しさは解消できないばかりか、疲労感だけが増すことになります。そこで、スト

レッチによって胸部が広がりやすい状態を作り、楽な呼吸運動ができるようにします。

また、ストレッチによって首や肩の筋肉の緊張をほぐし、呼吸筋の疲労回復に効果があります。

肩の上げ下げ（肩の挙上）

❶息を吸いながら肩を上げます。

❷息を吐きながらストンと肩を下げます。

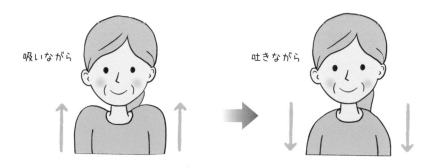

吸いながら

吐きながら

首回し（頸部回旋）

❶息を吐きながら頭を後ろに倒し、息を吸いながら頭を戻します。

❷息を吐きながら頭を一方に傾け、吸いながら戻す。反対側も同じ要領です。

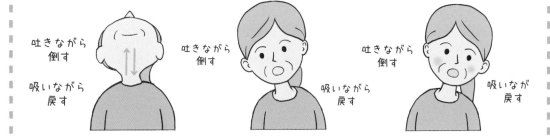

吐きながら
倒す

吸いながら
戻す

吐きながら
倒す

吸いながら
戻す

吐きながら
倒す

吸いなが
ら戻す

❸息を吸ってから吐きながら頭を回します。

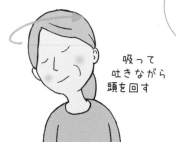

吸って
吐きながら
頭を回す

日常生活の活動をすることで息切れが生じます。リハビリの途中で息を整えたり、SPO₂（酸素飽和濃度）を測定するなど徐々に進めます。

肩回し（肩の回旋）

❶肩に指先がつくように両手を乗せ、息を吸いな　　❷息を吐きながら肘を後ろから前へ回します。
　がら肘を上向きに回します。

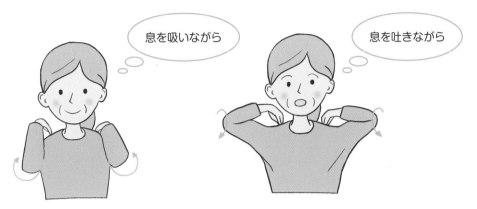

息を吸いながら

息を吐きながら

運動療法

　運動療法は、体の筋力維持や呼吸機能の改善を目的に行われます。運動療法には、以下のようなものがあります。

●歩行トレーニング
　歩行トレーニングの代表的なものがウォーキングです。安全かつ比較的楽に行えて体全体の筋肉が鍛えられ、心肺機能の改善とともに息切れなどの症状の改善に効果があります。
➡歩行訓練　p.38

●筋力トレーニング
　筋力トレーニングは、筋肉を鍛えることで、心肺機能を高め、息苦しさや息切れの症状の改善を図ります。症状の回復程度に合わせ、無理のない範囲で行います。

●上肢の筋力トレーニング
　上肢の筋肉を鍛えることで、手を使う動作がスムーズになり、息切れが軽減します。

背筋を柔軟にする

　バンザイのポーズから、左右の肩甲骨を背の中央に5秒間くらい寄せたあと、ゆっくり元に戻します。これを10回くらい行います。

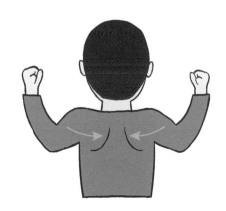

❶重りを持って、息を吸いながら腕を横に伸ばします。

❷そのまま息を吐きながら腕を上げ、吐き終わるまでに元に戻します。

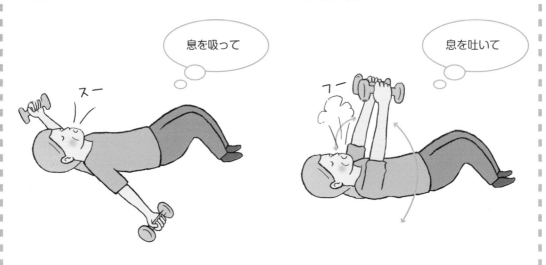

●下肢の筋力トレーニング

下肢の筋肉は歩行や日常生活のあらゆる動作に必要です。特に膝関節を支える筋力をつけることが大切です。

❶仰向けに寝て両膝を立て、鼻から息を吸います。

❷息を吐きつつ、片足を伸ばしながら上げ、吐き終わるまでに下ろします。

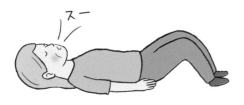
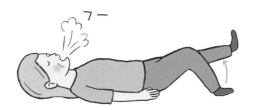

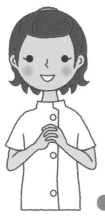

頑張りすぎないで徐々にリハビリができるように、ご本人と話をしながら進めています。

療法士

虚血性心疾患

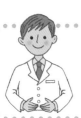

虚血性心疾患とは、心臓に血液を運ぶ冠動脈が、動脈硬化や血栓などの原因によって、心臓に血液を供給できなくなることで起こる疾患の総称です。この疾患の主なものに狭心症と心筋梗塞があります。

✚ 原因

心臓は血液を全身に送るポンプの役割を果たしていますが、心臓が働くには酸素や栄養素が必要です。それらを心臓に運ぶのが冠動脈という血管で、心臓の周りを王冠のようにめぐっています。この冠動脈において、動脈硬化や血栓などによっ

て、心臓へ送る血液の流れが悪くなったり詰まったりすると、心臓の働きが低下するばかりか、場合によっては心筋細胞が壊死する恐れさえあります。

▼心臓と冠動脈

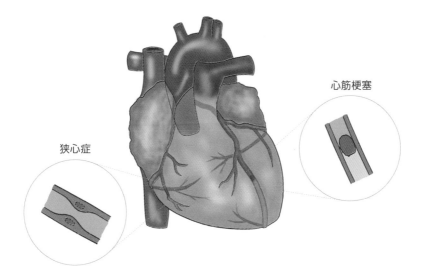

狭心症

心筋梗塞

危険因子・症状

●**危険因子**
・高血圧
・脂質異常
・糖尿病
・喫煙
・精神的ストレス

●**症状**
・激しい胸の痛み
・動悸・息切れ
・冷や汗
・吐き気・嘔吐

検査・診断

狭心症の場合は、薬物療法で症状を改善することができますが、心筋梗塞で心筋壊死が起こった場合、心臓の働きが急激に低下し心不全を合併し、場合によっては致命的となることもあります。そのため、早期診断、早期治療が必要となります。

虚血性心疾患が疑われる場合の検査には次のものがあります。

・基本検査 (スクリーニング検査)
・心電図検査 (運動負荷、ホルター)
・胸部レントゲン写真
・冠動脈CT検査
・RI検査
・心臓カテーテル検査
・心エコー検査
・心筋マーカー検査
・心筋シンチグラム

治療

狭心症の治療は、薬物療法が基本となります。しかし、薬を使っても日常の生活で狭心痛が簡単に起こる場合には、冠動脈造影検査を受け、手術 (冠動脈バイパス術) や"風船療法"が必要かどうか検討してもらうことになります。

心筋梗塞の治療法は、発症からどの程度時間が経っているかによって、治療法が異なります。狭心症の治療法は、症状のタイプや冠動脈の状態とその人の体力などを考量して治療法を選択します。

●**薬物療法**
薬物療法は、血液を固まりにくくする薬剤、血管拡張剤、心臓の負担を減らす薬などを使用することにより、胸部の痛みや圧迫感といった狭心症発作を抑える治療です。冠動脈の狭窄が残存するため、完全に発作を予防することができない場合もあります。

・労作性狭心症 (β遮断薬、硝酸薬、ニコランジル、Ca拮抗薬)
・冠攣縮性狭心症 (硝酸薬、ニコランジル、Ca拮抗薬)

日本循環器学会「心筋梗塞二次予防に関するガイドライン (2011年改訂版)」では、上記の薬剤が心筋虚血の解除目的に対して推奨されています。

●**手術療法**
・カテーテル治療法 (PCI)
・冠動脈バイパス術
・血栓溶解療法
・抗血小板療法
・エキシマレーザー

虚血性心疾患のリハビリ

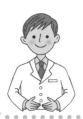

虚血性心疾患の中でも心筋梗塞のような場合は、一定期間、安静が必要となるので持久力や筋力が低下します。リハビリの第一の目的は、この低下した体力をできるだけ元の状態まで回復させることです。しかし、その回復に欠かせない運動療法には危険性のないことなど適切な配慮が求められます。また、一般のリハビリと異なるのは、再発予防を大きな目的の1つとしていることです。

心筋梗塞リハビリの留意点

虚血性心疾患の中でも心筋梗塞のリハビリを行ううえでの留意点は、心筋梗塞を一度でも発症すると、心臓のポンプの役割が衰えて心不全や不整脈など、他の心疾患を引き起こすことです。さらに、心筋梗塞の場合は、カテーテル治療や冠動脈バイパス術といった外科的治療が行われるため、心臓は大きなダメージを受けて心臓機能や運動能力が著しく低下します。そのため、リハビリの開始は早いほど効果的とされていますが、合併症の危険がなくなってから始めなければなりません。

心筋梗塞のリハビリの進め方は医療機関によって異なりますが、ここでは日本心臓学会の心臓リハビリテーション標準プログラムを紹介します。

▼時期区分定義

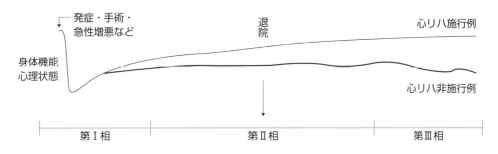

区分	第Ⅰ相	第Ⅱ相		第Ⅲ相
時期	急性期	前期回復期	後期回復期	維持期
場所	ICU/CCU	一般循環器病棟	外来・通院リハ	地域の運動施設
目的	日常生活への復帰	社会生活への復帰	社会生活へ復帰 新しい生活習慣	快適な生活 再発予防

区分	第Ⅰ相	第Ⅱ相		第Ⅲ相
主な内容	機能評価 療養計画 床上理学療法 座位・立位負荷 30〜100m 歩行試験	病態・機能評価 精神・心理評価 リハビリの重要性啓発 運動負荷試験 運動処方 生活一般・食事・服薬指導 カウンセリング 社会的不利への対応法 復職支援	病態・機能評価 精神・心理評価 運動負荷試験 運動処方 運動療法 生活一般・食事・服薬指導 集団療法 カウンセリング 冠危険因子是正	よりよい生活習慣の維持 冠危険因子是正 運動処方 運動療法 集団療法

出典：循環器病の診断と治療に関するガイドライン(2011年度合同研究班報告)：心血管疾患におけるリハビリテーションに関するガイドライン (2012年改訂版)
Guidelines for Rehabilitation in Patients with Cardiovascular Disease (JCS 2012)

急性期

●病室でのリハビリ

　急性期に病室で行うリハビリでは、以下の負荷試験の判定基準を参照しながら、ベッド上での起き上がりから、運動、端座位へとリハビリを進めるようにしましょう。

▼急性心筋梗塞に対する急性期リハビリテーション負荷試験の判定基準

❶胸痛、呼吸困難、動悸などの自覚症状が出現しないこと。
❷心拍数が120 bpm以上にならないこと、または40 bpm以上増加しないこと。
❸危険な不整脈が出現しないこと。
❹心電図上1 mm以上の虚血性ST低下、または著明なST上昇がないこと。
❺室内トイレ使用時までは20 mmHg以上の収縮期血圧上昇・低下がないこと。
　（ただし2週間以上経過した場合は血圧に関する基準は設けない）

負荷試験に不合格の場合は、薬物追加などの対策を実施したのち、翌日に再度同じ負荷試験を行う。
出典：循環器病の診断と治療に関するガイドライン (2011年度合同研究班報告)：新血管疾患におけるリハビリテーションに関するガイドライン (2012年改訂版)
Guidelines for Rehabilitation in Patients with Cardiovascular Disease (JCS 2012)

●急性期リハビリ (離床期まで)

　急性期のリハビリは、病室で行う身の回りの動作機能回復が主となります。離床に向けての座位、立位訓練なども、急性期の治療とともに段階的にリハビリの負荷量を増やしていきます。これもガイドラインに沿って、徐々に身体機能を上げていきますが、発症直後の急性期では、心臓のポンプ機能が不安定なため、理学療法士と打ち合わせながら看護師が主となって離床を行います。

　着替えや食事の際の安定した姿勢の調整、会話機会、音楽を聴く、読書など、負荷量が少なく受動的なADL関連活動を端座位やベッド上で工夫して行っていくことも、廃用症候群の予防には有効です。

　ベッド上安静から受動座位へ進むためには、受動座位で血圧や心拍数、動脈酸素分圧、心電図モニターなどを確認し、血行動態が不安定にならないことを必ず確認します。以後、次のステップへ移る前に必ず各ステージ終了負荷試験を実施します。

▼受動座位

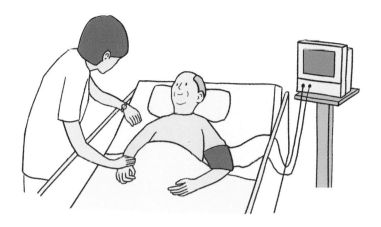

●**受動座位**

　受動座位チェックをします。上体を起こして心電図をとります。胸痛がなく危険な不整脈の出現がない場合は、ベットを起こして寄りかかりながら座ることができます。

●**ベッド上での運動**

→p.99

●**端座位**

　端座位チェックをします。ベットの端に自力で5分間座り心電図をとります。

●**立位**

　立位チェックは、ベットの脇に5分間立つ姿勢となり心電図をとります。立位によるめまいや気分不快などの低血圧症状がないかを観察します。結果がよければ病棟へ移動します。

▼端座位

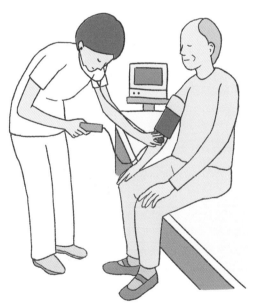

日常生活活動（ADL）の一つひとつを通して、自覚症状や脈拍そして心電図を見ながら活動UPを図るようにする。

リハビリを開始する前には心電図モニターを見て、問題がないか確認します。

ベテランナース

回復期（退院まで）

回復期のリハビリで、近年多く取り入れられているのが心臓リハビリです。このリハビリの大きな特徴は、運動能力を高めることに目的があるという点です。回復期のリハビリで、心臓機能の低下がある場合でも安静にするのではなく、運動能力を高めることが心臓機能の回復につながりやすいのです。ただし、運動療法を開始するにあたっては、その人に適した運動強度を見極める必要があります。そのためには、心肺運動負荷試験（CPX）と呼ばれる運動能力テストを行って、その人に適した運動レベルを判定します。

このテストでは、以下のような器具を使用して運動負荷時の心電図や血圧の変化を観察して評価します。

● 自転車こぎ運動（自転車エルゴメーター）

自転車はサドルにお尻を乗せている分、腰痛や膝痛（ひざつう）がある場合に、膝や足首の関節にかかる負担を少なくすることができます。また、有酸素運動として筋持久力や心肺機能の向上が図れます。テストに使用される自転車エルゴメーターは、時間や負荷の調整が簡単にできるため、取り組みやすい運動器具の1つです。

● トレッドミル（ランニングマシーン）を用いた 有酸素運動

トレッドミル運動負荷心電図とは、ベルトコンベアの上を歩くことで心臓に負荷をかけながら心電図や血圧を調べる検査です。また、狭心症や不整脈の薬物治療の効果判定にも用いられます。

以上の器具は、また運動療法として持久力を高める効果もあります。

● レジスタンス運動

このほか筋肉に負荷をかける動作を繰り返し行う運動には、スクワットや腕立て伏せ、ダンベル体操などがあります。これらの運動は、筋肉に抵抗（レジスタンス）をかけるのでレジスタンス運動といいます。

この運動は、大腿四頭筋や大腿二頭筋、腓腹筋といった下肢の大きな筋を同時に使うので、ポンプ作用が強く働き負荷が大きくなります。

スクワットや腕立て伏せのような自体重を用いる方法は手軽に行えることから、筋力向上の指導プログラムに広く活用することができます。また、スクワットのような運動では負荷が大きすぎる患者さんの場合は、机などに手をついてつま先立ちになる、といった低い強度の運動療法を行います。

「つま先立ち」は腓腹筋だけになりますから負荷が下がるということになります。上肢でも負荷の少ない運動があります。上肢の運動例としては、タオルを絞る、背中を拭く、Tシャツを着るなどのADLの労作です。これらについても段階的な導入を検討する必要があります。

ほかにも、入浴、排泄時のいきみ等の労作を考え、段階的に実施する、もしくは環境を工夫して負荷レベルを下げるなどの指導について、看護師が療法士と協力して実施します。

➡ 低い強度の運動

▼ 自転車こぎ運動（自転車エルゴメーター）

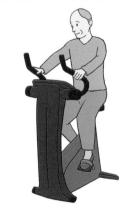

▼ トレッドミル（ランニングマシーン）

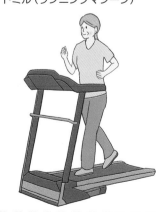

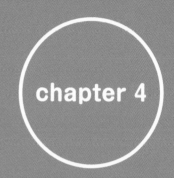

chapter 4

骨・関節疾患とリハビリ

骨・関節疾患とは、骨や関節など骨格に病変がある疾患のことです。

ここでは、大腿骨頸部骨折と関節リウマチを取り上げています。

いずれも高齢者に多いのが特徴です。

リハビリでは、骨や筋力を強くする筋力トレーニングや歩行訓練、

起居動作訓練が欠かせません。

大腿骨頸部骨折

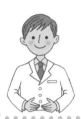

大腿骨は太ももの骨のことで、足の付け根において骨盤骨とともに股関節を構成する大切な骨です。しかし、骨粗しょう症が進んだ高齢者や女性の場合、転倒などで、この骨にヒビが入ったり、骨折したりすることがあります。しかも高齢者の場合、いったん骨折すると、回復するには長期間の入院治療が必要となり、長期臥床になる恐れもあります。また、骨折が治癒しても、受傷前の生活を維持できない場合が多いことも留意すべき点です。

 原因

　転倒や転落による骨折は少なくありませんが、骨粗しょう症などで骨量が少なくなった高齢者の場合、ちょっとつまずいたり、ものに手足を軽くぶつけただけでも、骨折が起こることがあります。

　大腿骨は、下の図のような構造になっていますが、大腿骨の骨折で注意しなければならないの

が、大腿骨近位部にある頸部（内側）骨折と転子部（外側）骨折です。特に頸部は血流が少ない部位なので、骨折すると治りが悪く長引きます。

　一方、転子部は血量が豊富で比較的治りやすい部位です。しかし、受傷時に外部から受けた力が大きく、内出血も見られるため、全身に骨折の影響が出やすいといわれます。

▼股関節の構造

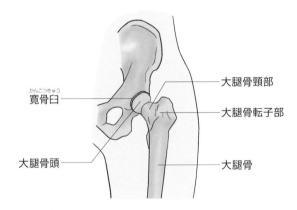

かんこつきゅう
寛骨臼

大腿骨頭

大腿骨頸部

大腿骨転子部

大腿骨

症状・リスク要因・検査

●**症状**
・股関節部の疼痛、腫脹
・歩行困難
・下肢の回旋変形と短縮
・転子部骨折では出血と貧血症状

●**リスク要因**
・骨粗しょう症
・糖尿病

・腎機能低下
・甲状腺機能亢進症
・喫煙・加齢

●**検査**
・レントゲン写真
・CT
・MRI

治療

大腿骨を骨折すると、痛みはもとより、動けないことにより日常生活の質の著しい低下を招くほか、骨折後の寝たきりによる合併症の恐れもあるため、早期に手術が行われます。

●**手術**
・骨接合術（ネジやピンを使用して自分の骨を接合する）
・人工骨頭置換術（血流が悪い部分の骨折時や接合部がくっつかない場合に、その部位を人工物に置き換える）

術後は、股関節に負担をかける動作は控えなければなりません。

ベテランナース

大腿骨頸部骨折のリハビリ

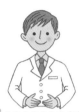

骨折した場合、通常は入院して手術が行われますが、手術に耐えられない高齢者の場合は、保存療法を選ぶことになります。しかし、保存療法では受傷前の状態に戻らず寝たきりになる恐れが強くなります。手術しても術後の安静による関節拘縮や筋力低下は避けられません。その低下を最小限に抑えるため、早期に骨折部以外の筋力トレーニングや関節可動域訓練を行います。

手術前のリハビリ

頸部骨折のリハビリでは、筋力低下や筋のこわばりを予防するため手術前にベッド上でのリハビリを開始します。大腿骨骨折で特に問題となるのは、足の付け根であり、どうしても力が入る部分なので、動かすと痛みも大きくなります。そのため、体を動かさないということがいわれていました。

しかし、最近は疼痛管理も重要視され、術後の痛みはかなりコントロールされています。

高齢者の場合は、術後に長期臥床状態となるのを防ぐため、以下のようなリハビリが行われます。

・廃用症候群の予防（受傷部以外の運動）
骨折した大腿骨に隣接する関節を動かす訓練や筋力トレーニングを並行して行います。
廃用症候群の主な予防策として、長期臥床に伴う起立性低血圧の防止があります。股関節の固定を外さずに、ティルトテーブル（チルトテーブル）を使って立位の練習をします。

・等尺性運動（関節を動かさない筋力トレーニング）
膝関節の部分は、膝の位置を動かさずに膝に力を入れたり抜いたりする。足首の部分は、底屈（つま先を足の裏の方向に折り曲げる）と、背屈（つま先をすねの方向に折り曲げる）をそれぞれゆっくり行います。

➡関節可動域訓練　p.27、98
➡等尺性筋収縮運動　p.90

▼等尺性運動（関節を動かさない筋力トレーニング）

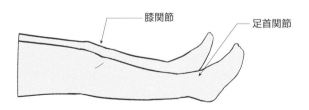

膝関節　　　足首関節

手術後のリハビリ

手術後のリハビリは、受傷部位や手術の種類、回復状態に応じて多少異なりますが、通常、ベッドから起きる練習から始めます。

●体位変換

ベッドから起き上がるためには、体位変換が必要です。まずクッションを体位変換用のためのものに変え、患者さんに体位変換することを伝え協力してもらい、患側の足と腰に手を添えて仰臥位の体を側臥位にします。その後、肩や腰にクッションをあてて体位を安定させます。

ベッド回りの環境を整えて患者さんが動ける範囲に、水やリモコンなど必要なものをセットして活動性を上げる工夫や、クッションの入れ方を含む姿勢変換時の良肢位確保は重要です。

ベッドクッションや寝返り用のスライディングシート、体位交換クッション、エアークッションなどの介護用具の工夫も欠かせません。これらの点は、作業療法士などと打ち合わせて進めること

が有効です。

体位変換ができるようになると、次はベッドから起きて、座る、立つ、車いすへ移乗する、などの訓練を行います。

この頃にはトイレへ行く練習も開始します。車いすの移乗は、介助から自立へと徐々に進めていきます。

また、歩行練習は平行棒内歩行練習から始め、歩行器を使用した歩行練習、そして松葉杖歩行訓練へと進み、T字型杖で歩行できることを目指して練習します。

●筋力アップ訓練

筋力アップをするには、まず関節の動きをよくする運動から始めます。関節の柔軟性が戻ってきたら、次は筋力訓練となります。座位で下肢の筋力を強くし、そのあと立位で椅子や壁に手をつけ、バランスを維持した状態で、ふくらはぎや太ももを鍛えるようにします。

▼体位変換

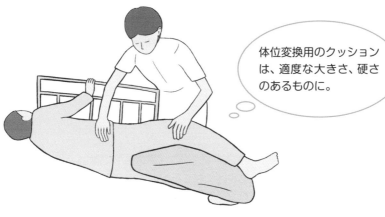

体位変換用のクッションは、適度な大きさ、硬さのあるものに。

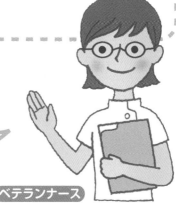

股関節のリハビリでは、手術が前方か後方かで危険肢位が異なります。後方固定術の場合は、股関節の屈曲・内転・内旋禁止と術後の枕の使用が重要です。

ベテランナース

関節リウマチ

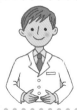

関節リウマチは、本来、自分の体を守るべきであるはずの免疫システムが、何らかの異常によって、自分の体、特に関節に対して攻撃を加えることで、痛みや炎症を引き起こす疾患です。朝の関節のこわばりから始まり、次第に自分の軟骨や骨を破壊していくという特徴があります。

原因

肘や膝などの関節部分の骨と骨との間には関節腔という隙間があります。関節リウマチは、この関節腔に関節液を分泌する滑膜に炎症が生じる疾患です。原因はまだ特定されていませんが、本来、細菌やウイルスなどから自分の体を守るはずの免疫機能に異常が起こり、自分自身の体を攻撃するといわれています。特に関節に対して攻撃を加え、痛みや炎症を引き起こすと考えられています。

▼関節の構造

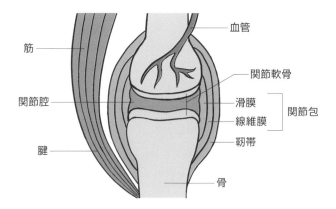

筋
血管
関節軟骨
関節腔
滑膜
線維膜 } 関節包
腱
靭帯
骨

症状

● **関節の痛みと腫れ**
・朝の関節のこわばりが長時間続く
・両手足の指が左右対称に腫れて痛む

● **関節の変形・脱臼**
・関節の強直
・関節の曲げ伸ばしが難しくなる拘縮

検査

●**血液検査**

・赤沈
赤血球が沈むスピードをはかる検査。炎症があると赤血球は速く沈む。

・リウマトイド因子
関節リウマチの患者さんの血液中によく見られる自己抗体。

・CRP
炎症があると増えてくるたんぱく質の一種。高い値なら関節リウマチの可能性がある。

●**画像検査**

・X線検査
・MRI検査

治療

関節リウマチ治療の目的は、症状を消失させ疾病をコントロールすることです。治療法は症状の進み具合に合わせて、薬物療法、手術療法、そしてリハビリ療法が行われます。

●**手術療法**

・人工関節置換術
・滑膜切除術
・腱断裂・手指・足趾の手術
・頸椎の固定術

リウマチは触るだけでも痛いことがあるので、冷たい手で触れないなどの配慮が必要です。

ベテランナース

関節リウマチのリハビリ

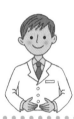
関節リウマチの特徴は、症状の進行が人によって大きく異なる点です。ゆっくり進む人もいれば、急激に関節破壊にまで進んでしまう人もいます。また、関節に炎症が続くことで様々な合併症が引き起こされることも特徴の一つです。そのためリウマチのリハビリは、早期に腫れや痛みを鎮めて筋力を保つことと、動きにくくなっている関節の可動域を維持することを目的とします。

関節リウマチのリハビリの目的

関節リウマチのリハビリは機能障害の進行を防ぐ治療も兼ねているので、リハビリの方法もリウマチの炎症の程度や時期により異なります。炎症が強い急性期のときは痛みを抑え、局所の安静を図ります。炎症が安定してくる回復期からは関節の運動や筋力増強を行います。

しかし、関節リウマチのリハビリで最も大切なことは、関節リウマチが進行する前に早期に治療を開始して、関節破壊を防ぐことです。そのためには、リウマチの初期障害である筋力低下を防ぐ運動療法をあわせて行うことが求められます。

急性期のリハビリ

関節リウマチを発症して炎症が生じた急性期のリハビリにおいて、第一に必要とされるのは痛みの鎮静と関節変形の予防です。特にリウマチの痛みは激しく耐えがたいほどの辛さといわれるため、以下の方法によって痛みを抑えることになります。

● 運動療法

適度に体を動かすことで、関節の疼痛を和らげ、筋肉のこわばりをとる効果があり、関節可動域を維持できます。

● 温熱療法❶ ─ パラフィン浴

手の先を、55度くらいに溶かしたロウの液体（パラフィン）に浸したあと、手を取り出します。これを何回も繰り返すと、手の周りにロウの厚い層ができ、ロウの中がほどよい温度と湿度で保温されて痛みがやわらぎます。足先も同様に行います。

● 温熱療法❷ ─ ホットパック

大きなカイロのような袋（ホットパック）を痛みのある箇所にあてて、じんわりと温めることで血流を促進します。人によっては温泉に行ったような心地よさがあるといいます。

●**装具療法**

　炎症が強く、動かすと痛みを感じる関節を固定するために用いられるのが、以下の様々な装具です。これらの装具は、機能障害の悪化の予防にも役立ちます。リウマチの場合、夜間に布団にぶつかるだけで痛がる人もいますので、クッション材をうまく利用します。安静用の装具（スプリント）は作業療法士が作成します。

➡装具　p.63

・杖
・手指の関節固定用スプリント
・ナイトスプリント
・サポーター
・腰椎コルセット
・頸椎カラー（症状の進行を防止するため首に巻いて使用する装具）
・足底板
・リウマチ靴

▼硬性腰仙椎装具
　（硬性コルセット）

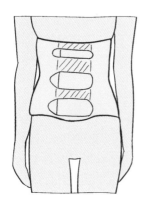

▼軟性腰仙椎装具
　（軟性コルセット）

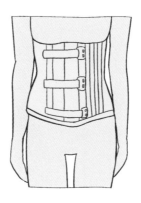

▼カラー
　（あご受けなし）

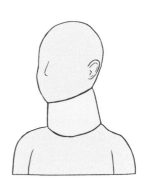

▼足底板

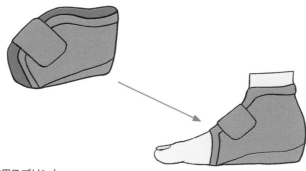

▼手指の関節固定用スプリント

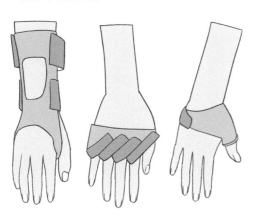

　スプリントにも種類があります。夜間の安静を目的としたナイトスプリントと日中の手を使う作業（瓶のふたを開けるなどのねじる動きや、ボタン操作など指先に負担がかかることを抑止するための）関節保護用スプリントです。

●運動療法

急性期であっても、関節や筋肉をまったく動かさないでいると、関節の拘縮や筋力低下を招くほか体力も落ちてしまうので、関節を保護しながら以下の訓練を行います。これにより、血流をよくし、関節や筋肉の機能を維持し痛みの軽減を図ることができます。

・関節可動域の維持

痛みのない関節が動く範囲で、関節の曲げ伸ばしを行います。➡p.27

・等尺性筋収縮運動

動かない壁を押しても肘の関節は動きませんが、力が入るので腕の筋肉は収縮しています。このように関節を動かさずに筋肉を収縮させることを、等尺性筋収縮といいます。関節に負担をかけずに筋力を保つには、この運動が効果的です。また、特別な道具がなくても行える簡便な運動です。

▼等尺性筋収縮運動の例

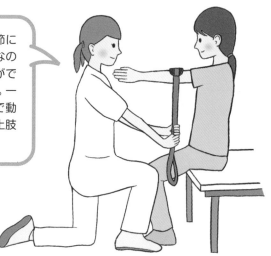

関節障害のある患者さんには、関節に過剰な負荷をかけないことが大切なので、関節を動かさずに筋力アップができる等尺性筋収縮運動を行います。一例として、このように一定の姿勢で動かないものを持ち上げようとして上肢の筋を収縮させる運動があります。

回復期のリハビリ

急性期を経て関節をある程度動かせるようになった回復期でのリハビリでは、リウマチ体操などを取り入れることで、頸椎神経症などの重篤な合併症を予防でき、関節や筋肉の機能改善、さらに筋力強化へとつなげます。

また、この回復期からは温熱療法を行ったり、歩行訓練や食事・更衣・入浴などの日常生活の自立に向けての訓練も行います。

関節リウマチは治療だけで完治するものではなく、一生付き合う病気であり、回復期や維持期でのリハリビも、専門医師や療法士の指導を受け、機能の低下をできるだけ抑えなければなりません。

● リウマチ体操

関節リウマチの痛みや炎症は、薬でやわらげることができますが、関節の機能や筋力を維持するには適度な運動が効果的だといわれます。関節の可動域を維持する運動がリウマチ体操です。リウマチ体操では、できれば毎日1回、すべての関節を動かすことが、発症予防や進行防止のために望まれます。

ただし、痛みがある場合に無理して動かすと関節に負担がかかり、症状を悪化させる恐れがありますので、無理のない範囲で、楽しく行うことが原則です。

この運動は、関節や軟骨に変形があっても、痛みや腫れがなければ、問題なく行えます。ただし症状によっては控える方がよい場合もあるので、医師と相談して行うようにします。

リウマチ体操を行ううえでの留意点としては、以下のことが挙げられます。

・関節は動かせる範囲内でしっかり動かす
・できるだけ毎日、無理のない範囲で継続して行う
・翌日に痛みが残らないよう疲れをためないこと

【 上肢の運動 】

❶肘を脇につけ、手のひらを上下の向きに反転させます。

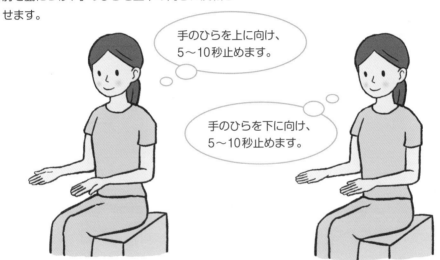

手のひらを上に向け、
5〜10秒止めます。

手のひらを下に向け、
5〜10秒止めます。

❷両手の指を握ったり開いたりして、グーパーを作ります。

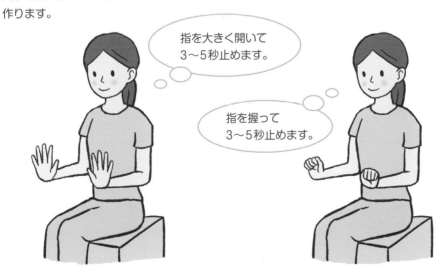

指を大きく開いて
3〜5秒止めます。

指を握って
3〜5秒止めます。

❸前へならえから、そのまま腕を上げ、次に両腕
　腔を左右に開きます。

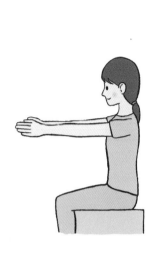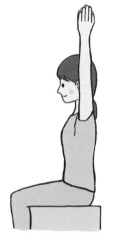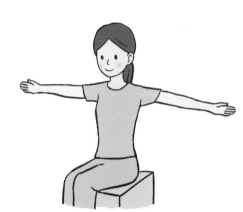

❹小さく前へならえから、両腕を外側に開きます。

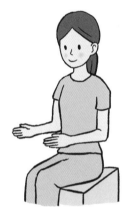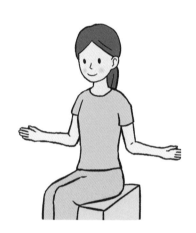

下肢の運動

●**椅子に座って行う体操**
　片方の足を水平に伸ばし約10秒間止めます。

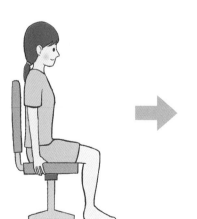

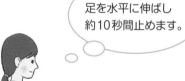
足を水平に伸ばし
約10秒間止めます。

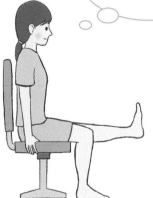

●**横になって行う体操**

　片方の足の膝を立て、もう片方の足を15〜20cm上げて約10秒間止めます。

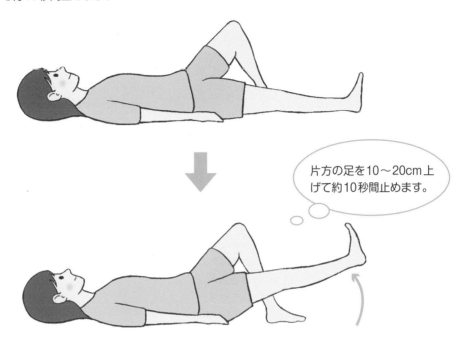

片方の足を10〜20cm上げて約10秒間止めます。

●**歩行訓練**

➡ p.38

●**温熱療法**

　前項の急性期でも紹介しましたが、患部を温かいパック（ホットパック）で15〜20分程度温めることで、痛みの緩和や血流の改善を図ります。家庭でも安全にできるので、退院後のリハビリに役立ちます。

●**マイクロ波療法**

　マイクロ波というごく短い波長の電磁波を痛みのある患部に当てます。ほんのり暖かくなり、血行を良くします。ホットパックなどの温熱療法のように直接保温材を体に当てるのではなく、患部に照射したマイクロ波が体内で熱となって患部を温めるので、衣服の上から照射することが可能です。ただし、ペースメーカーの方や身体に金属が入っている方には使用できないので、注意が必要です。

リウマチの人は日ごと時間帯によって体調が変化するので、リハビリのメニューもその日の調子に合わせて、相談しながら行いましょう。

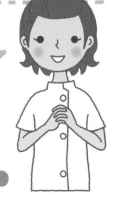

療法士

日常生活の自立支援

関節リウマチの患者さんは、手や肘、肩の関節といった可動域が制限されるため、食事や更衣などの身辺動作が困難です。そこで、そういった身辺動作の機能を補う自助具を使っての訓練が必要となります。病院では作業療法士の指導のもとに行われます。

この自助具を使っての訓練は、動作が困難だからというだけでなく、関節保護を考えた動作、単関節への負担を避けた動作などをリハビリで指導します。患者さんはこれを学習し、日常生活においても工夫していくことが必要です。

もちろん、関節への負担をゼロにすることはできませんが、負担をできるだけ減らすと共に休息時間を設けることで関節の破壊・炎症を抑止していく、という考え方です。朝のこわばりをはじめ、リウマチの患者さんは活動性全般が低下しがちです。楽しいと思えることを見つけて気分転換を図ることで、廃用症候群も防止できます。日常生活でも余暇活動でも、負担を極力少なくできるような工夫と、活動性の維持のバランスが大事になります。

●座位と起居動作

座位ひとつとっても、足台を使うだけでも随分楽になり、食事や着替え、排泄時の動作が楽になります。起居動作では、立ち上がりの際に負担がかかりやすいため、立ち上がり時の負担軽減に向けた指導が必要です。

➡起居動作　P.99
➡座位訓練　P.31

●食事支援

食事では手関節や指の保護のため、すくいやすい皿や滑り止めシートなどを使うとよく、スプーンも太くて少し角度のついた柄のものが楽です。

➡自助具　p.108、109

●更衣動作

更衣動作では、ボタンを留める動作用のボタンエイド、もしくはベルクロテープ等による工夫も考えられます。

●整容・入浴

入浴時や家事動作中の椅子の活用（エネルギー保存のため）、缶切りを使う動作や瓶の蓋をひねる動作は避ける必要があるため専用の自助具を使うこと、また、柄が長い櫛、軽量な爪切り（電動やすり式等）、ソックスエイド（靴下をはくときの自助具）、リーチャーなども有効です。

▼ソックスエイド

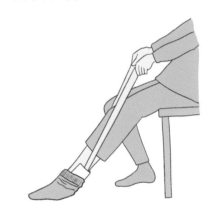

▼リーチャー

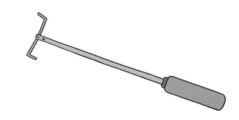

運動療法は続けることが大切です。朝にこわばるなど時間による症状の変化を聞きながら、毎日無理のない範囲で行うように指導しましょう。

ベテランナース

chapter 5

日常生活活動のリハビリ

・・・

ここでは、自立に向けての日常生活活動として、

起居・整容・更衣・入浴・排泄などの基本的な訓練から、

摂食・嚥下訓練のほか、退院と維持期（生活期）に向けての

リハビリまでを見ていきます。

日常生活活動と
体位変換・起居・移動

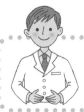

回復期のリハビリは、日常生活活動の機能回復を目指して行われます。ここで大切なのが、受傷前の生活や活動ができるための機能の再獲得です。

日常生活活動（ADL）とは

日常生活活動（Activities of Daily Living：ADL）とは、寝返り、起き上がり、座位保持、立ち上がり、立位保持などの起居動作、また、車いす駆動や歩行（平地〜階段他）などの移乗・移動動作を指します。これらの基本動作に加えて、食事・排泄・更衣・整容・入浴の5つの身の回りの動作を加えたものを「基本的日常生活活動能力（Basic Activity of Daily Living：BADL）」といいます。

これに対し、交通機関の利用や電話の応対、買物、食事の支度、家事、洗濯、服薬管理、金銭管理など、自立した生活を営むためのより複雑で多くの労作が求められる活動を「手段的日常生活活動能力（Instrumental Activities of Daily Living：IADL）」といいます。

日常生活活動訓練

病気やケガなどの障害でADL機能が十分働かないと、受傷前と同じような生活を送ることはできません。

リハビリ治療の目的の一つが、自立してその人に合った生活を営むための活動能力の回復にあります。

日常生活活動（ADL）訓練は、主に回復期に行われますが、急性期から開始されるものもあります。この場合は、それぞれのリハビリ専門職が医師の指示のもとにベッド上で行うリハビリとなります。

このリハビリでは、一人ひとりの症状の回復程度に合わせ、以下のようなステップを踏んだ基本動作訓練が行われます。

基本動作とは、ふだん日常的に行っている動作で、仰向けの状態から寝返り➡起き上がり➡座位➡立ち上がり➡歩行までの、日常生活に欠かせない基本的な動作のことです。動作訓練については、単に手順を覚えるのではなく、体の動作の基本メカニズムを理解することが大切です。そのことが、看護者自身のスキルアップにもつながっていきます。

良肢位保持（ポジショニング）と体位変換

　術後はベッドでの安静が求められますが、ベッドで横になった状態で2時間以上同じ姿勢のままでいると、関節の拘縮や褥瘡（床ずれ）を生じる恐れがあります。これらを防ぐために、体の向きを仰臥位（仰向け）から側臥位（横向き）に、あるいは横向きから仰向けに変えなければなりません。この体位の変換と並んで、関節の適切な角度を保つことも重要です。これを良肢位保持（ポジショニング）といいます。

　ポジショニングを保つには、クッションや枕などをはさんで、ちょうどよい角度で支えます。一点に体重が集中すると床ずれの原因になりますので、体圧がかかるところに柔らかいクッションをはさみ込んだり、大きめのクッションで支えたりする工夫をしましょう。

　ポイントは、ベッドと体の間に空間ができないようにすることです。大きさや厚さを自由に調節できるバスタオルや座布団を工夫して使うのもおすすめです。

体位変換

　患者さんが今できる動作を把握して、どの動作にはどのような介助が必要なのかを確認します。できる動作は患者さんに行ってもらうことが大切です。

●体位変換（仰臥位から側臥位に）

❶両膝を軽く曲げてもらって、肩と大腿部を支えて寝返りを介助します。

❷肩と大腿部を支えながら、患者さんにベッドの柵を持ってもらい、寝返り（体位変換）する側に向いてもらいます。

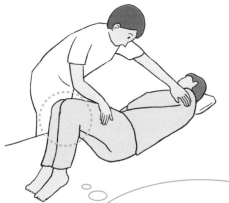

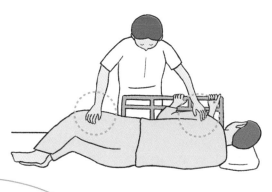

体位を変える前に、臀部の向きを変えるために臀部を上げたり、側臥位時に手すりを持つなどできることをしてもらう。

❸体位変換した患者さんの体の位置を調整します。

❹クッションやタオルを背中や足にあてて、楽な姿勢になるようにします。

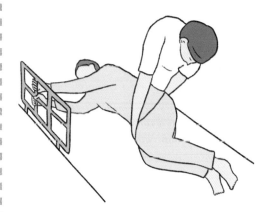

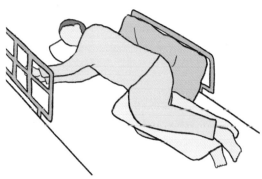

> ベッド上の生活でも、目や耳からの刺激や手が届く範囲の環境整備は必須です。

➕ 関節可動域の訓練

　安静時の良好な姿勢で、筋肉と関節の状態をより良く保ちながら、徐々にベッド上での手足の機能回復訓練を開始します。

➡可動域訓練　p.27

● **肩関節の可動域の拡大**

介助者が片方の手で患者さんの肩を固定し、もう片方の手で患者さんの肘をゆっくりとできるだけ高く持ち上げます。訓練を重ねると、肘はだんだん高くまで上がるようになり、肩関節の可動域が広がります。

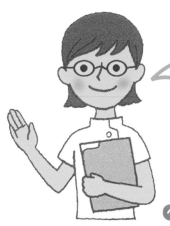

> 不適切な体位変換を行うと、ナースは腰痛になることもあります。ボディメカニクスをしっかり意識した体位変換を身につけてね。

ベテランナース

起居動作の訓練

　起居とは、ベッドから起き上がり、座位と端座位の保持訓練を行うことです。座位と端座位のバランス訓練を行うのは、体幹筋の耐久性をつけたり、その後の立ち上がり動作や食事、整容動作につながるからです。寝たままの状態からいきなり頭を起こすと、起立性低血圧で症状が悪化することがあります。こうした場合に備え、血圧や心拍数、症状の変化などをこまめにチェックし、最初は30度から始めて、60度、90度の3段階に分けて徐々に頭を起こすようにします。

　端座位やあぐら座位、長座位、四つ這い（床上動作）などと並行して、立ち上がり動作の練習に入ります。骨盤の前後傾のバランスがとれると、立ち上がり後、歩行へ進む過程もスムーズです。また転倒防止や生活圏を考えると、ベッド上もしくは床上での動作を安心して行えるようになることが、自発的で自律的な活動の機会を増やすには有効だからです。

ベッドから起き上がり座る

　ベッドから起き上がるには、自力で起き上がる場合と、介助を受けて起き上がる場合とがあります。最初は介助者の手を借りて行います。

・部分介助

➡起き上がり　p.32

・自立

❶麻痺のない手で麻痺側の手首をつかみ、麻痺のない足を麻痺側の足の下に差し入れます。

❷麻痺側の手首をつかんだまま、上体を横にひねって麻痺側の手が体の下にならないよう横向きの姿勢をとります。

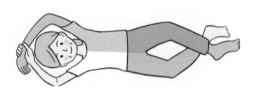

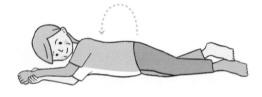

❸麻痺のない手の肘をベッドにつけます。

❹ベッドにつけた肘を伸ばして上体を起こします。

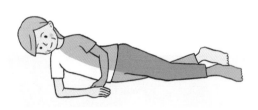

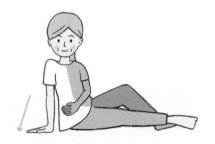

➡座位保持訓練　p.31
➡端座位保持訓練　p.31

立位の訓練

　立ち上がりの練習も、自力で立ち上がる場合と、介助を受けて立ち上がる場合とがあります。最初は介助者の手を借りて行います。

・部分介助

➡立ち上がり　p.34

・自立

❶端座位の姿勢で、両足を肩幅くらいに開き、麻痺のない手で麻痺側の手をつかみます。

❷その手を前に突き出して重心を前に移動し、前かがみの姿勢になります。

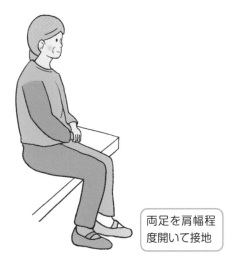

両足を肩幅程度開いて接地

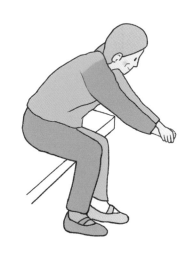

❸麻痺のない足に体重をかけ、手を肩の高さまで持ち上げ膝を伸ばして立ちます。

❹車いすへ移乗します。

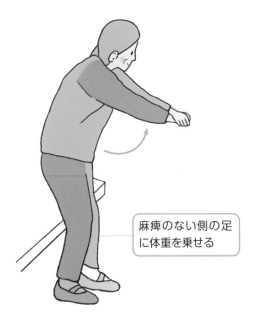

麻痺のない側の足に体重を乗せる

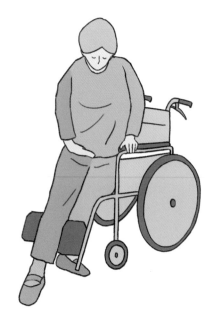

●**床上での移動動作のあとの立ち上がり**

❶仰臥位の姿勢から、床につけた肘を伸ばして上体を起こします。

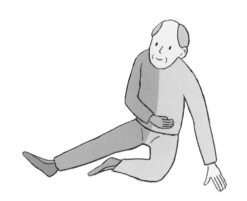

❷麻痺のある側の足を上に、あぐらをかくように座ります。

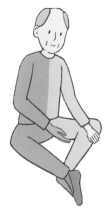

❸麻痺のない手と膝を床について、前かがみになります。

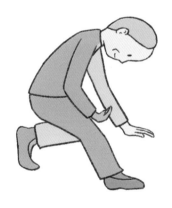

❹肘と膝をゆっくり伸ばして上体を起こしていき、立ち上がります。

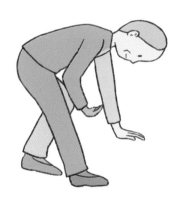

●**つかまり立ち**

・介助バー使用の場合

❶端座位の姿勢で麻痺のない足を少し後ろに引き、手でバーをつかみます。

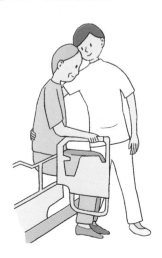

❷麻痺のない側の手と足に体重をかけ、前かがみの姿勢になります。

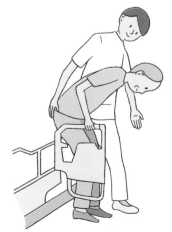

❸膝折れに注意しながら、両足にしっかり体重を
乗せて体を起こします。

膝の曲がり具合や足先の
向きにも注目する。

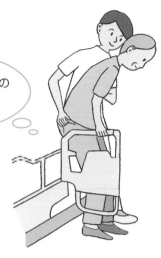

移動

　自力で立ったり歩いたりできない場合は、車い
すを使用して移動することになります。車いすに
は以下の種類があります。障害の程度や残存機能
に応じて、選ぶようにします。

　電動タイプは、上肢の機能が低下して自力での
駆動が困難な場合に適しています。
　リクライニングタイプは、体幹バランスがとれ
ない場合や起立性低血圧を起こしやすい場合など
に適しています。

▼電動タイプ

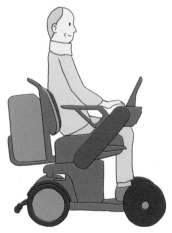

▼リクライニングタイプ

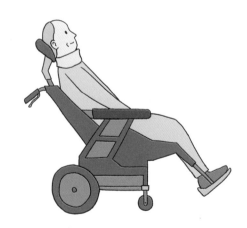

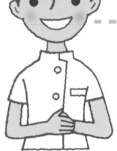

移動が不自由であっても、電動車いすを使用する
ことで視界や活動が拡がります。

先輩ナース

嚥下障害と食事支援

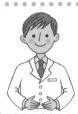

人間にとって、食べることは生命の維持だけが目的ではなく、生活の楽しみの1つでもあります。また、摂食し嚥下することは脳を活性化し、嚥下機能をはじめとする身体機能の維持にも役立っています。嚥下障害は、加齢や脳卒中などによって引き起こされる、ものを飲み込む機能の障害です。

 原因

人間ののどには、下の図のように胃に飲食物を運ぶ食道と、肺に空気を送る気管が通っています。ものを飲み込むときは、気管の入り口にある喉頭蓋が反射的に閉じて、気管にものが入るのを防ぎます。

しかし、加齢によって、のどの気管の筋肉が衰えたり、脳卒中や中枢神経系疾患などで長時間、臥床の状態でのどの筋肉を使わずにいると、喉頭蓋の働きが悪くなり、気管にものが入る「誤嚥」が生じやすくなります。

そこで、嚥下障害に対しては医師の指示のもとで、次項の嚥下機能検査が行われます。

▼のどのしくみ

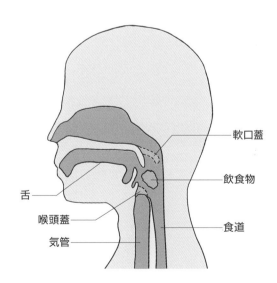

軟口蓋

飲食物

舌

喉頭蓋

食道

気管

嚥下機能検査

　嚥下障害では、ものを飲み込む器官のどこに問題があるのかを調べる調査が必要です。その検査法として、以下のものがあります。

・水飲みテスト
・フードテスト
・反復唾液飲みテスト
・嚥下造影検査
・嚥下内視鏡検査（VE）

　上記の検査の中でも、機器を用いなくても嚥下機能低下を簡単に評価できるのが水飲みテスト、フードテスト、反復唾液飲みテストです。そのため、治療効果の判定と副作用の確認のために毎日行うことが推奨されています。

　嚥下機能が低下しているかどうかを簡単に見分けるには、水を飲むときにのどぼとけを触診する方法を使います。

　詳しい評価については、言語聴覚士（ST）や歯科衛生士などの専門家の意見を聞き、医師に判断を仰ぐことになります。

▼のどぼとけの触診

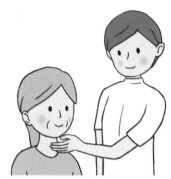

嚥下障害の機能回復

　嚥下障害に対しては、主に下の表に示す3つの方法を用いることで嚥下器官の機能回復を図ります。

　嚥下障害の機能回復は、以下の目的があります。注意して進めるようにしましょう。

▼嚥下障害の機能回復の目的と方法

方法	目的	説明
肩・頸部の運動	嚥下諸器官のリラクゼーション	肩・頸部の可動域制限がある場合はストレッチを介助または自力で行うように指導する
口腔器官の運動	嚥下諸器官の運動で嚥下前の準備を行い、食べ始めの誤嚥を防ぐ	あご、舌、唇などの自動運動・筋力強化を中心に行う
のどのアイスマッサージ	嚥下反射（飲み込みの反射）遅延に対し、反射誘発部位に冷却刺激を与えることで、嚥下反射を促通する	綿棒や口腔ケア用スポンジブラシなどの先を氷水に浸し、軟口蓋（のどぼとけがついている部分）、奥舌、咽頭後壁を数回左右に刺激し、閉口させ嚥下するように促す。嚥下反射が起きにくい場合は、のどぼとけから下あごに向かって皮膚を上下に摩擦すると嚥下反射が誘発される

出典：放送大学教材 リハビリテーション（放送大学教育振興会、2007年）より

嚥下機能の訓練

嚥下訓練は、摂食・嚥下器官の筋運動や感覚機能を向上させ、摂食動作を含めたセルフケア能力を高めることを目的として行われます。

ただし、嚥下訓練の実施には、誤って食べ物などが気管に入った場合にも備えるため、医師のもとで言語聴覚士や看護師が中心となって行うようにします。

急性期でベッド上での嚥下訓練になる場合は、座っている姿勢にも気をつけなければなりません。食べるときの姿勢が前かがみになったり、後ろに傾いていると、誤嚥を起こしやすくなります。

そのため背もたれの角度は、誤嚥が起こりにくく食べやすい50〜60度くらいを保ち、上体を起こした姿勢をとります。

▼誤嚥を起こしにくく食べやすい姿勢

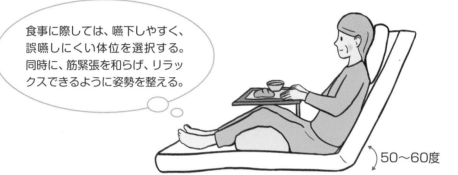

食事に際しては、嚥下しやすく、誤嚥しにくい体位を選択する。同時に、筋緊張を和らげ、リラックスできるように姿勢を整える。

50〜60度

訓練の準備（口腔清掃）

訓練に入る前に、歯磨きやうがいなどで口腔内を清潔にしておきます。口腔内を清潔にすることは同時に口腔機能を保つ効果もあります。

口腔ケア

口腔ケアを安全に行うには、口を閉じられることのほか、水を吐き出せることや嚥下障害がないことを確かめておかなければなりません。異常がないことを確かめてから、スポンジブラシをぬるま湯で薄めたうがい薬につけて拭きます。こうすることで、食べ物ののどへの送りこみ、嚥下反射が起こりやすくなります。口腔機能が改善すると、口から食べたり会話したりする楽しみが回復します。

▼口腔内の洗浄

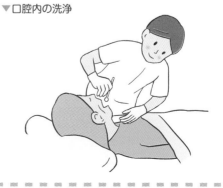

基礎訓練

　口の開閉や舌の出し入れを繰り返して、口腔やのどのほか、首や肩の筋肉を動かします。その後、水を飲んでもらい、のどの様子を観察します。

 ▼口の体操

ほおを膨らませたりすぼめたりします。

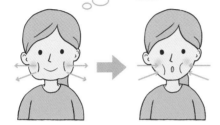

 ▼舌の体操

舌を出して左右に動かしたり、出し入れをしたりします。

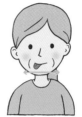
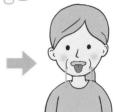

▼首と肩の体操

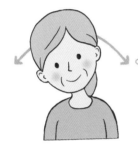

首を倒したり、回したりします。

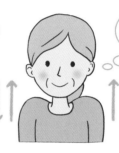

肩を上げ下げします。

パタカラ体操

　パタカラ体操は、食べ物をのどの奥まで運ぶ筋肉を鍛えるための、発音による運動です。「パ」「タ」「カ」「ラ」と発音することで、食べるために必要な筋肉をトレーニングします。したがって上記の基礎訓練や唾液腺マッサージ（➡p.110）のように食事の前に行うのが効果的です。

❶破裂音の「パ」は、唇をしっかりと閉めて発音します。「パ」の発音は唇を閉める筋力を鍛え、食べ物を口からこぼさないようにします。

❷「タ」は舌を上あごにしっかりとくっつけることで発音します。「タ」の発音は上あごから下あごへ舌を打ちつけるので、舌の筋肉のトレーニングになります。

❸「カ」はのどの奥に力を入れて、のどを閉めることで発音します。「カ」の発音は、誤嚥せずに食べ物を食道に送るトレーニングになります。

❹「ラ」は舌をまるめ、舌先を上の前歯の裏につけて発音します。「ラ」の発音は、食べ物をのどの奥へと運ぶための舌の筋肉のトレーニングになります。

摂食訓練

患者さんが食べ物を楽しむには、臭覚や聴覚とともに視覚的な刺激が大事です。目で食べ物を確認しているか、次に何を食べるかなどについても、自発的に参加してもらえるように促すことが必要といえます。

食器類の操作は、手指の運動機能の回復だけでなく、手と目の協調性や、座位耐久性の向上にも有効です。口にする食物は誤嚥を引き起こさないか、また飲み込みに入る前に、食塊を飲み込めるサイズに口の中で整え、食べ物と唾液をよく混ぜ合わせることができるか、などの評価も必要です。

そのうえで、実際に食べ物を飲み込む訓練では、最初は柔らかいゼリーなどの食べ物から始め、徐々に食べ物の量や硬さ、形態を変えていきます。

▼摂食訓練

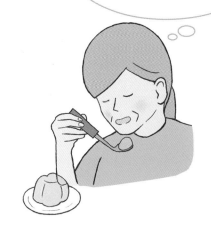

> 時間がかかっても、できるだけ患者さんが自分の手で食べることが大切です。

回復期の食事訓練

回復期では、自立に向けてのADL訓練として、自分で食事をとる練習が開始されます。食事でスプーンや箸を使って食材をつまみ上げることが、手や指の機能回復に役立ちます。片麻痺でスプーンが使えない場合、その原因は麻痺が利き手であること、あるいは失行の影響により道具がうまく使えなくなっていることが考えられます。こうしたケースは自助具では解決しません。この場合には、道具を極力増やさないことが有効です。例えば、米食の場合はおにぎりなどにして直接口に運べる形にすると食べやすくなります。麻痺のためスプーンや箸が使えない場合は、自助具を利用することになります。

また回復期でも、食べるときの姿勢が大切です。背もたれの角度が調整できない車いすの場合は、たたんだバスタオルを背中に入れて傾斜した姿勢をまっすぐにします。療法士と相談して、適切な座位クッションや背クッションを用いると一気に解決することもあります。そして、あごを引いて頭を少し前傾姿勢にすると、食べやすいでしょう。

●介助での食べさせ方のポイント

介助が必要な場合は、まず前述のように上体を起こした姿勢をとり、一口ずつ食べ物を口へ運ぶようにします。1回に口に入れる量はスプーン1杯を目安にするといいでしょう。患者さんと目線の高さを揃えて、スプーンは下から口へ運ぶようにします。

▼介助での食べさせ方

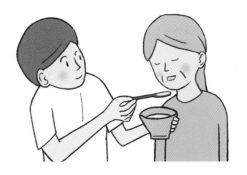

● 車いすでの食事訓練

　車いすで食事する場合は、車いすに浅く腰かけると臀部がずり落ち誤嚥を引き起こしかねません。車いすには、できるだけ深く腰かけるようにし、上体が座面に対して60〜90度となる姿勢を保ち、足は床にしっかりと着くように調整します。

　また、一般的に食事に必要な時間は30分くらいですので、車いすで食事する場合は、その時間程度の座位保持ができる能力が求められます。

　テーブルの上に両手を出すことも大事です。半側空間無視があったり麻痺で手が動かない場合は、特にテーブル上に手を置くことで意識を向けることができますし、体幹のアライメントを整えられるため座位耐久性を向上させるうえでも有効です。

　ただし、車いすはあくまで移動用の椅子ですので、臨時に（病棟などでは）車いすで食べることはやむを得ないとしても、本来は椅子に座って食べることがおすすめです。

▼車いすでの食事訓練

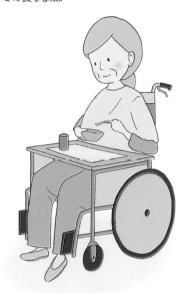

● 自助具

　麻痺や痛みがあって手を動かすことが不自由なときは、図に示したような食器や自助具を活用します。

　また、テーブルに肘を乗せると安定して食べやすくなります。

　嚥下障害の方でも飲み込みやすいコップとして、首の角度を大きく動かさなくても飲み物を口にできるコップ（右の写真）もあります。

▼手指の不自由な人のための太い柄のスプーン

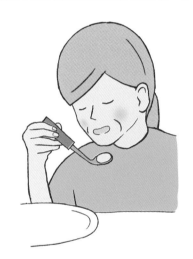

▼自助具の種類

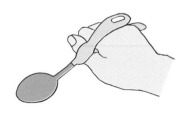

形状記憶型ホルダーのフォーク

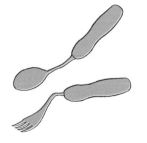

角度のついたフォーク

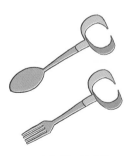

ホルダー付きの
スプーンとフォーク

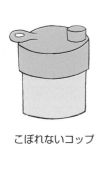
こぼれないコップ

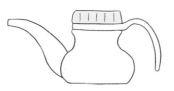
ホルダー付き吸い飲み器

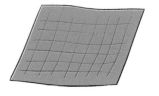
滑り止めマット

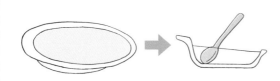
すくいやすい皿

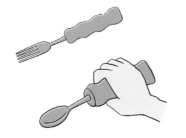
太い柄のスプーンとフォーク

嚥下機能と調理の工夫

嚥下機能が低下している人に対しては、調理にも工夫が必要です。飲み込みやすいように柔らかく調理したり、マネヨーズのようにとろみのある食材を加えたりする方法があります。

お茶や味噌汁など水気の多い食品は気をつける必要があります。水分は流入速度が固形物より速く、誤嚥のリスクが高まるからです。その場合も、とろみ剤を加えます。

▼薄いとろみから徐々に濃くしていく

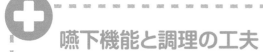

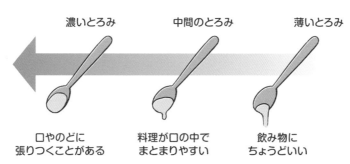

濃いとろみ　　中間のとろみ　　薄いとろみ

口やのどに張りつくことがある　料理が口の中でまとまりやすい　飲み物にちょうどいい

出典：「日本摂食・嚥下リハビリテーション学会嚥下調整食分類2013」
日本摂食・嚥下リハビリテーション学会医療検討委員会、2013より作成

摂食訓練では、のどぼとけが動いているかを観察しましょう。

先輩ナース

唾液の分泌量を増やすには

　唾液は、飲食物をスムーズに飲み込むために欠かせないものです。唾液を分泌する唾液腺は下の図に示した3つがあり、ここの部位をマッサージすると唾液の分泌量が増えます。

　このように、唾液は嚥下には欠かせないものですが、ほかにも唾液には体のためになるいろいろな効能があります。

　唾液が持つ、体のためになる主な作用として、以下のものが知られています。

●消化作用

　唾液の代表的な働きの1つです。唾液の中にはαアミラーゼという酵素成分が入っていて、でんぷんを分解する作用があります。この作用のおかげで消化時の胃腸の負担を減らすことができるのです。

●殺菌・抗菌作用

　昔から、ちょっとした傷には唾液をつけるのがよいといわれています。これは唾液の抗菌作用を利用したものです。唾液には、抗菌作用を持つリゾチームやラクトフェリンという成分が含まれていて、口から体に入る細菌を防いでくれます。

●虫歯を防ぐ作用

　虫歯の原因は、歯の表面に付着した虫歯菌から排出される乳酸によるものです。乳酸は酸性のため、歯が溶かされて穴が開き虫歯になります。唾液は、乳酸によって酸性に傾いた口腔内のpHを中性に戻してくれるので、虫歯になりにくいのです。

　このように、体にいいことだらけの唾液ですが、加齢によってその量が減少することが知られています。成人の場合、1日あたり1～1.5L程度で30代をピークにして減少し始め、70代にはピーク時の3割ほどにまで減少してしまいます。

　そのため、唾液の分泌量の減った高齢の方は、日頃から唾液を増やすことが大切です。唾液を増やす方法には、上記の唾液腺マッサージのほか次の4つがあります。

・水分補給
・ガムを噛む
・食事のときにしっかり噛む
・舌を出す

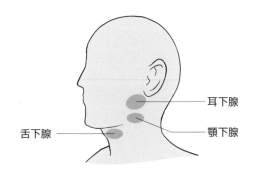

整容・更衣・入浴

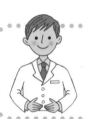

ここで取り上げる整容・更衣・入浴は、みな日常生活に欠かせない動作であり、清潔さを保ち身だしなみを整えるという、より質の高い暮らしを支えくれるものです。ぜひ、これらの動作が自ら行えるように練習していきましょう。

整容

ADLの自立支援では、困難な動作の練習をただ行うのではなく、ひとりでできる方法を検討し工夫してこれをできるようにすることです。そのほか、早期からの見立てにより、将来的に難しい部分については、助けを借りるという選択をすることも大事です。

日常生活に欠かせないこれらの動作を安全に、かつ自分らしく実施できるか（生活できるか）、ともに考えることが重要となります。

日常生活に必要な洗顔や歯磨きなどを「整容」といい、更衣も含めて、体を清潔にし身だしなみを整える動作です。ベッド上でも行うことは可能ですが、自立を早めるためにもできるだけ洗面所へ移動し、洗面台で行うことが求められます。

整容を行うためには、座位であれ立位であれ、体が安定した状態に保たれていなければなりません。特に立位で洗面台にかがむ姿勢はバランスを崩しやすいので、片方の肘を洗面台につけて行うようにします。

●整髪

整髪は、身だしなみを整える動作の中でも特にリハビリ意欲の改善につながり、リハビリ効果を高めることが認められています。整髪は手の動作としては簡単ですが、腕が上がりにくい場合は、持ち手の長いヘアブラシや角度のついたヘアブラシを、筋力が弱く柄をしっかり握れない場合は、柄の太いものや軽いものを選ぶようにしましょう。

柄を握れない人の場合、手部に固定して使用できるホルダー付きヘアブラシもあります。

退院後の生活に向けては、リハビリで受傷前と同様の自立だけでなく、補助具や環境調整をして自ら生活行為ができる自律を目指していることを知っておく必要があります。

先輩ナース

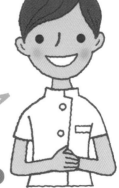

●洗顔

洗面台は、洗顔しやすいように体が近づけられ、浅めのボールで水栓金具が操作しやすいことが大切です。できることはできるだけ自分で行えるように、麻痺のない側の手で洗顔します。

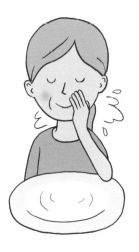

●整容（手に麻痺がある場合）

手に麻痺がある場合は、麻痺のない側の手で洗顔し、タオルで拭きます。

洗面台の下に膝が入る病棟の環境では、洗面台に体を近づけることが可能ですが、自宅では同じように行えない場合もあります。その場合は、椅子の向きを変えて横向きで近づいたり、また立位訓練まで進んでいれば椅子などへの半膝立ち、また立位での膝つき姿勢をとることで、解決することもあります。

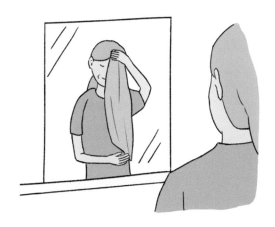

●歯磨き

歯ブラシもヘアブラシと同様に、手指が口まで届かない人には長柄の歯ブラシ、筋力が弱く柄をしっかり握れない人には太柄の歯ブラシが便利です。手が震えたり、手の動きが悪い人には電動歯ブラシもあります。

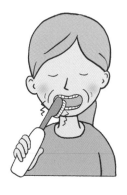

●爪切り

爪切りは、爪が柔らかくなっている入浴上がり時をおすすめします。蒸しタオルで爪を温めてから切る方法もあります。筋力が弱く爪切りをうまく操作できない場合は、大きめの爪切りや台に固定された爪切りを利用すると便利です。

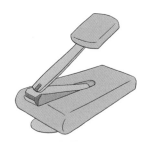

更衣（着替え）

更衣も整容や入浴と同様、日常生活に欠かせない動作です。また、着替えの動作は身体機能の低下を防ぐうえでも大切です。

着替えにあたっては、時間がかかってもよいので、自分のできる範囲で自力で着替えてもらうようにします。

手に麻痺がある場合は、安全な姿勢を確保したうえで麻痺のない側の手を上手に使って、麻痺側の手足を持ち上げると着替えやすいでしょう。

上着のボタンを留めたり外したりする動作は、指先のリハビリに効果的です。

● **上着の着脱（脱ぐ場合は、着る場合と逆の順で）**

❶麻痺のない手で、麻痺のある手に袖を通します。

❷麻痺のない手で、麻痺のある手の袖全体を引き上げます。

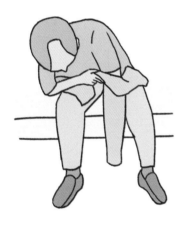

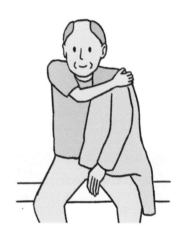

❸袖を通した上着を首の後ろから反対側へ引っ張り、麻痺のない側の袖を通します。

❹袖を通した手を上げるようにして袖口から手を出します。

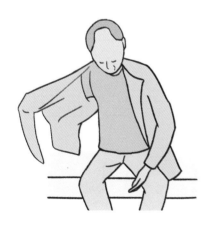

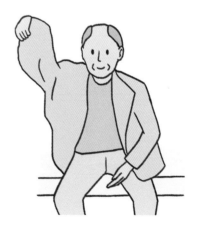

●ズボンの着脱（脱ぐ場合は、はく場合と逆の順で）

自力でズボンを着脱する場合は、転倒を防ぐために手すりを使ったり、壁に寄りかかったりして行います。離床前で起き上がるのが困難な場合は、着替えの際にベッドの背もたれを調整し、少しでも体を起こしてから行います。

❶麻痺のない手で麻痺のある足にズボンを通します。

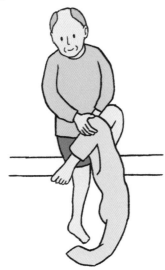

❷麻痺のある足を下ろします。

❸麻痺のない側のズボンに足を通します。

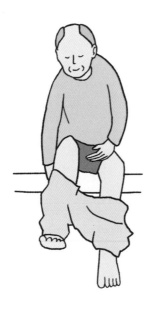

❹麻痺のない手で、麻痺のない側のズボンをお尻にかかるまで上げ、続いて麻痺のある側のズボンを同じように上げます。最後に立ち上がって、麻痺のある側、麻痺のない側の順にズボンをお尻まで引き上げます。その場合、ベッド柵かベッドの縁で体を支持して安定性を保つようにします。

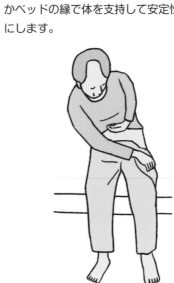

入浴

入浴にはいくつかの段階があります。浴室への移動➡着替え➡浴室内の移動➡シャワー椅子への立ち座り➡洗体・洗髪➡浴槽への出入り➡浴槽での体の安定などです。体を洗う場合は、できるだけ自力で行うようにしましょう。以下で介助が必要な場合の入浴例を紹介します。

入浴介助にあたっては、見守り程度で入浴が可能な方もいますが、浴室は滑りやすく転倒の危険性が高いので、麻痺がある患者さんの場合は慎重に入浴してもらうか、部分介助を行いましょう。

その場合、麻痺や痛みのある部分、洗いにくい部分は介助者が手助けします。また、浴槽に入る手順として、麻痺や痛みがある場合は、麻痺のない側の足から入り、麻痺側から出るようにします。

●**介助者がいる場合**

❶浴槽にバスボードを渡し、その上に腰かけてから麻痺のない足を浴槽に入れます。

❷麻痺側の足を介助者が持ち上げ、浴槽へ入れます。

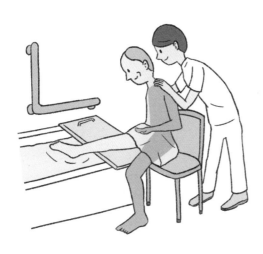

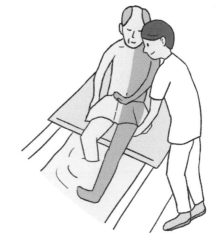

❸手すりにつかまって、ゆっくり浴槽に腰を下ろします。

❹浴槽から出るときは、まず立ち上がりバスボードに腰かけます。麻痺側の足を手で持ち上げて外に出し、その後、麻痺のない側の足を外に出して浴槽から出ます。

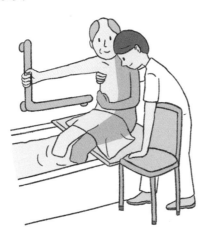

5

自立に向けての排泄ケア

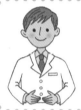

日常生活の動作ケアの中で特に気をつけなければならないのが排泄の障害です。排泄障害は、その人の尊厳に関わるものなので、障害の程度やその原因を正確に把握し、その人に合った適切なケアが求められます。そして、そのケアを排泄の自立につなげていくことが大切です。

➕ 排泄ケアのポイント

　急性期の長期臥床で意思疎通ができなかったり、尿意や便意がない場合には、排泄は紙オムツなどを使用することになります。また、便器へ移乗できても自力で排泄ができない場合は、介助者の支援が必要です。

　しかし、ほとんどの人は、排泄の際に誰かの手を借りることには抵抗があるものです。排泄ケアにあたっては、こうした患者さんの思いを汲み取り、言葉のかけ方やケアの方法に配慮し、自尊心を傷つけないように支援することが大切となります。

　排泄ケアの最も大きな目的は、排泄の自立です。排泄の自立が、その後の生活全般における自信につながるからです。

➕ 障害の程度とケアの方法

　排泄ケアにあたっては、障害の重症度や体の状態によって、排泄方法を選ばなければなりません。そのためには、一人ひとりの排泄表あるいは排泄日誌などをつけて排泄状況やパターン（排尿間隔・回数・量・排便リズム）、便の性状を把握し、その人に合った排泄方法や用具の選択を行うようにします。

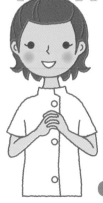

排泄ケアで大切なことは、自立のための目標を定めて患者さんと共有することです。

療法士

トイレでの排泄の留意点

自力で車いすへ移乗し、トイレで排泄を行う場合に留意しなければならないことがあります。それは以下のような点です。

失敗したくないという思いから焦ってトイレ動作がうまくできなかったり、早くトイレへ移動しようとして転倒などを引き起こす危険性です。

自立に向けての排泄ケアを進めるためには、患者さんの状況のアセスメントをすることが必要です。

アセスメントには以下の評価項目があります。

①尿意・便意の有無、②トイレまでの移動動作、③便座への移乗（体位転換、立ち座り）、④排泄（導尿ができない、腹圧がかけられない、姿勢保持ができない）、⑤後始末（お尻に手が届かない、パッドなどをあてるケア、ウォッシュレットやレバーの操作の可否）、⑥衣服の着脱（着ることができない、整えられない）、⑦その他、必要に応じて人の助けを呼べるか、などを見極めることが大切です。

● **手に麻痺がある場合（車いすでトイレ利用）**

❶車いすを便座のすぐそばに寄せ、麻痺のない側の手で手すりをつかみます。

❷手すりで体を支え、下着を下ろします。

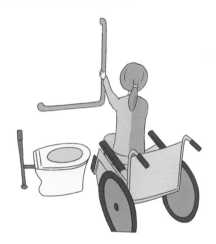

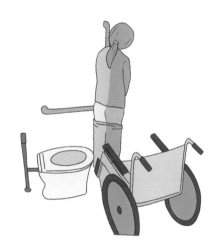

❸手すりにつかまって体の向きを変え、腰を下ろします。

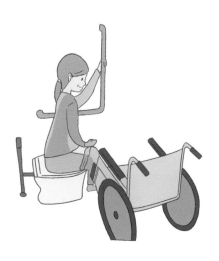

● **足の位置の確認**

片麻痺や半側空間無視などで、便座にまっすぐに座れない方や、体の向きが中途半端なまま座ろうとする方の場合、両足の膝の裏が便座についているか、足の位置の確認をする練習が必要です。

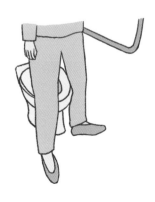

●**排泄表の利用**

　排泄表をつけることで、患者さんの1日の排泄パターンを知ることができ、トイレへ誘導する時間やおむつの取り替えの時間を大まかに把握できます。

　また、排泄の回数や1回の排尿量をつかんでおくと、その人に合った排泄方法やケア用品を選びやすくなります。さらに排泄表は、より的確な診断や適切な対応策や治療法を見つける手助けになります。

▼排泄表の例

日付		時間		排尿	排便	尿量	漏れ	備考
月	日	時	分			ml		
月	日	時	分			ml		
月	日	時	分			ml		
月	日	時	分			ml		
月	日	時	分			ml		
月	日	時	分			ml		
月	日	時	分			ml		

出典：全日本民医連HPより

column

ウォーキングのリハビリ効果

　ウォーキングは、リハビリの運動療法の中でも比較的負荷の少ない有酸素運動ですが、その効果はリハビリだけにとどまるものではありません。

　ウォーキングは、日本で競技人口が最も多いスポーツであり、厚生労働省「健康づくりのための身体活動基準2013」では、18〜65歳の人で「歩行またはそれと同等以上の強度の身体活動を毎日60分以上行う」ことが望ましいとされています。

　内閣府の調査で「今後やってみたい運動はウォーキング」と答えた人が1991年以来2019年まで不動の第1位です。

　このように健康的で人気の高い運動ですが、歩きすぎには注意が必要です。厚生労働省の「健康日本21」では、1日の歩数の目標値を男性9000歩、女性8500歩以上（65歳以上の場合は男性7000歩、女性6000歩）としています。また、東京都健康長寿医療センター研究所の研究では、病気予防ウォーキングに最適な歩数は速歩き20分を含め1日平均8000歩とし、歩きすぎへの注意を促してもいます。

　しかし、驚くべきことに江戸時代の飛脚は、江戸から京都まで約5日で踏破したといわれます。一般庶民でも1日3万歩は歩いていたそうです。ちなみに厚生労働省「平成27年国民健康・栄養調査報告」によれば、成人の1日の平均歩数は男性7194歩、女性6227歩です。

退院と維持期（生活期）の リハビリに向けて

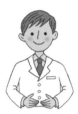

退院時期を迎えると患者さんと家族の方を交えての退院指導が行われます。現在の患者さんの回復状況と障害に合った生活環境整備の説明や、今後の在宅での健康管理とリハビリの維持についての指導です。介護保険や身体障害者手帳の申請のほか、通所リハビリや地域包括医療センターの利用法などについても説明します。

維持期（生活期）

回復期を経て症状が安定し、集中的な機能改善の訓練が終わり日常的な動作が可能な場合に退院となります。この時期と退院後に行うのが維持期あるいは生活期のリハビリです。

病院でのリハビリを終えて在宅へ移行するためには、退院指導と環境調整が必要となります。

退院指導

退院後も健康的に過ごし、回復した体の機能を維持・向上させていくために、退院後も再発防止を含めた健康管理と後遺症の治療やリハビリを継続していくことが求められます。

退院後のリハビリの進め方について、患者さん本人および介助者となるご家族に対して退院指導が行われます。特に、後遺症が重い患者さんの場合は、周囲の協力を中心とした介助が必要とされるので、訪問リハビリや通所リハビリの活用とともに、ご家族に対して、介助の仕方を無理のない範囲でお願いすることになります。

維持期のリハビリは、以下の3点を考えて行うことになります。

・**医療面**

脳卒中や脊髄損傷などの疾患の場合、後遺症の重さによっては退院後も治療が必要となる場合があります。こうした場合には、訪問診療や介護ヘルパーの援助を受けたり、訪問リハビリや定期的な通所リハビリを利用することになります。

・**機能・健康面**

退院後はいかに体の機能を維持し、体力を低下させずに毎日を健康的に過ごせるかが問われます。そのための生活習慣として、以下の工夫が大切です。

❶自分でできることは、できるだけ自分で行う
❷規則正しい生活をする
❸できる範囲で家庭内で役割を持つ
❹外出の機会を持つ

地域の人との交流や、人の役に立っていると思えるような（社会貢献）活動への参加する、また、地域や家庭の中での役割意識（必要とされているという感覚：自己効力感）を高める工夫が必要です。退院後の地域生活を支える家族や様々な地域の専門職と連携し、これらの支援にあたることが求められます。

このほか、在宅でのリハビリは家族や周囲の人の協力も大切です。散歩や家事などを一緒にするなど、孤立感を与えないように配慮しなければなりません。

・生活環境の整備や工夫

退院後に暮らす自宅の室内環境も大切です。患者さんの障害の程度に合わせ、トイレや浴槽に手すりをつけたり、床の段差をなくすなどといった家屋の改修のほか、福祉機器の購入やレンタルを行うことで、本人が無理なく安全に生活できるように生活環境を整えましょう。

在宅移行に向けた調整

病院でのリハビリを終えて、在宅に移行するためには、環境調整が不可欠です。メディカルソーシャルワーカー（社会福祉士）へ相談し入院中から、介護保険申請を進めていくことが可能です。

● 介護保険利用や身体障害者手帳の申請

介護保険制度の活用ができる年齢や疾患が関係します。たとえば、65歳未満で事故などの脳挫傷では、介護保険制度は活用できません。しかし身体障害者手帳の申請のよってサービスを活用できることがあります。在宅移行に向けては、市区町村の障がい者手帳申請の窓口に相談に行くことでつなげられることを知っておきましょう。

● 保険とリハビリテーションの役割分担

リハビリと公的保険の種類と役割について紹介します。

まず、医療保険は年齢を問わず、病気やケガの治療に幅広く利用できる保険です。利用できる疾病の種類や対象者の条件などの制限は一切ありません。

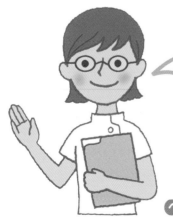

在宅移行に向けては、メディカルソーシャルワーカーにつなぎ、介護保険申請や身体障害者手帳交付手続きなどについて説明をしてもらっています。

ベテランナース

一方、介護保険は介護の負担を軽減するための、介護に特化した保険です。医療保険との大きな違いは、サービスを受けられる人の対象年齢と健康状態が制限されていることです。65歳以上で、かつ要介護（要支援）の認定を受けている人が基本的な対象者であり、40～64歳までの人の場合は、疾病の種類が限定されています。

脳卒中のリハビリにおいても、医療保険と介護保険の役割分担が知られていて、以下のように利用されています。

▼保険とリハビリテーションの役割分担

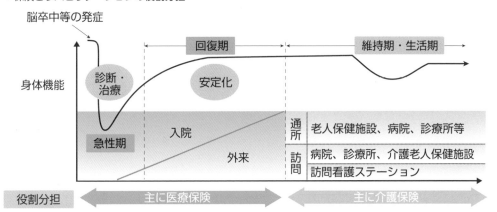

	急性期	回復期	維持期・生活期
心身機能	改善	改善	維持・改善
ADL	向上	向上	維持・向上
活動・参加	再建	再建	再建・維持・向上
QOL	-	-	維持・向上
内容	早期離床・早期リハビリによる廃用症候群の予防	集中的リハビリによる機能回復・ADL向上	リハビリ専門職のみならず、多職種によって構成されるチームアプローチによる生活機能の維持・向上、自立生活の推進、介護負担の軽減、QOLの向上

資料出所：日本リハビリテーション病院・施設協会編「高齢者リハビリテーション医療のグランドデザイン」（青海社、2008年）より厚生労働省老人保健課において作成

入院中に介護保険の申請をして在宅での環境を整えておくとスムーズに退院できます。

先輩ナース

索引

参考文献

● 『急性期のリハビリテーション医学・医療テキスト』日本リハビリテーション医学教育推進機構ほか監修　金芳堂　2020年
● 『図解　心筋梗塞・狭心症を予防する！　最新治療と正しい知識』三田村秀雄監修　日東書院　2015年
● 『看護の現場ですぐに役立つ整形外科ケアのキホン』宮原明美　秀和システム　2017年
● 『写真でわかる！リハビリテーション看護　改訂第2版』林泰史監修　インターメディカ　2015年
● 『図解　脳卒中のリハビリ生活と生活』木村彰男監修　主婦と生活社　2008年
● 『循環器病の診断と治療に関するガイドライン（2011年度合同研究班報告）：心血管疾病におけるリハビリテーションに関するガイドライン（2012年改訂版）』
● 『ADLとその周辺　評価・指導・介護の実際（第2版）』伊藤利之・鎌倉矩子監修　医学書院　2008年
● 『新版　日常生活活動（ADL）　評価と支援の実際』伊藤利之・江藤文夫編　医歯薬出版　2010年
● 『関節リウマチ　正しい治療がわかる本』尾崎承一　法研　2008年
● 『息切れで悩むCOPD』木田厚瑞　法研　2017年
● 『看護の現場ですぐに役立つ人工呼吸ケアのキホン』長尾和宏監修　秀和システム　2016年
● 『看護のための症状Q&Aガイドブック』岡田忍監修　サイオ出版　2016年

Webサイト

●作業療法士協会HP
　https://www.jaot.or.jp/files/page/wp-content/uploads/2010/08/informationbook1.pdf
●高次脳機能障害者支援の手引き　高次脳機能障害 診断基準ガイドライン・厚生労働省社会・援護局障害保健福祉部国立
　障害者リハビリテーションセンター　http://www.rehab.go.jp/ri/event/brain_fukyu/kunrenprogram.html
●脊髄損傷の運動レベルと日常生活動作（ADL）　http://kompas.hosp.keio.ac.jp/sp/contents/000159.html
●日本循環器学会心筋梗塞二次予防に関するガイドライン（2006年改訂版）
　https://www.j-circ.or.jp/old/guideline/pdf/JCS2006_ishikawa_h.pdf
●循環器病の診断と治療に関するガイドライン（2011年度合同研究班報告）　心血管疾患におけるリハビリテーションに
　関するガイドライン（2012年改訂版）
　Guidelines for Rehabilitation in Patients with Cardiovascular Disease(JCS 2012)
●循環器病の診断と治療に関するガイドライン（2011年度合同研究班報告）　新血管疾患におけるリハビリテーションに
　関するガイドライン（2012年改訂版）
　Guidelines for Rehabilitation in Patients with Cardiovascular Disease(JCS 2012)
●高齢者の地域における新たなリハビリテーションの在り方検討会報告書　2015年
　https://www.mhlw.go.jp/stf/shingi2/0000081906.html
●NPO日本失語症協議会「協議会加盟友の会一覧」　http://www.japc.info/japc_4-3.htm
●公益財団法人 長寿科学振興財団 健康長寿ネット　嚥下障害のリハビリテーション（基礎訓練）
　https://www.tyojyu.or.jp/net/byouki/rehabilitation/enge-kiso.html
●大阪府「【脊損についての医療的知識】病態（疾患と機能障害のようすと対策）」
　http://www.pref.osaka.lg.jp/keikakusuishin/kankou/sekisonnbyoutai.html
●KOMPAS「脊髄損傷のリハビリテーション」　http://kompas.hosp.keio.ac.jp/sp/contents/000159.html
●回復期リハビリテーション.net　https://kaifukuki.doctorsfile.jp/
●国立循環器病研究センター　http://www.ncvc.go.jp/hospital/pro/
●国立障害者リハビリテーションセンター　http://www.rehab.go.jp/
●脳梗塞リハビリセンター　https://noureha.com/
●御所南リハビリテーションクリニック・ブログ「リハビリの知識」
　https://goshominami-clinic.jp/category/knowledge/
●「高次脳機能障害の診断・リハビリテーションマニュアル」（高次脳機能障害者リハビリテーション等調査研究会・編、東
　京都衛生局医療計画部医療計画課・発行）　https://www.tokyo.med.or.jp/docs/handbook/358-375.pdf
●脳卒中治療ガイドライン2009　日本神経治療学会　https://www.jsnt.gr.jp/guideline/nou.html

【著者】
リハビリテーションチーム医療研究会
リハビリテーションは、障害を持ったその時に有する能力の可能性を引き出し、より健康的に生きることができるように継続的にその人の人生を支え続ける活動です。それには多職種によるチームアプローチが最も効果的。こうした視点から安全かつ効果的なリハビリテーションを目指してチーム医療に取り組む医師、看護師、リハ専門職の横断的研究グループ。

【編集協力】
菊池　和美（帝京平成大学　健康メディカル学部）
上野　佳代（関東学院大学看護学部）

【執筆編集協力】
オフィス イイダ

【イラスト】
タナカ　ヒデノリ

【キャラクター】
大羽　りゑ

看護の現場ですぐに役立つ
リハビリ看護の基本

発行日	2020年10月 1日	第1版第1刷

著　者　リハビリテーションチーム医療研究会

発行者　斉藤　和邦
発行所　株式会社　秀和システム
　　　　〒135-0016
　　　　東京都江東区東陽2丁目4－2　新宮ビル2階
　　　　Tel 03-6264-3105（販売）Fax 03-6264-3094
印刷所　三松堂印刷株式会社　　　　Printed in Japan

ISBN978-4-7980-5964-8 C3047